MICHEL CYMES
MIT PATRICE ROMEDENNE
Kleinhirn an Großhirn

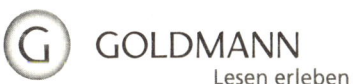

GOLDMANN
Lesen erleben

MICHEL CYMES
MIT PATRICE ROMEDENNE

Kleinhirn an Großhirn

Alles über unsere Denkfabrik
und wie wir sie am Laufen halten

Aus dem Französischen
von Elisabeth Liebl

GOLDMANN

Die französische Originalausgabe erschien 2017
unter dem Titel »Votre Cerveau« bei Editions Stock, in Paris, Frankreich.

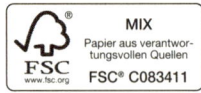 Dieses Buch ist auch als E-Book erhältlich.

MIX
Papier aus verantwor-
tungsvollen Quellen
FSC
www.fsc.org
FSC® C083411

Verlagsgruppe Random House FSC® N001967

1. Auflage

Deutsche Erstausgabe Mai 2018
© 2018 Wilhelm Goldmann Verlag, München,
in der Verlagsgruppe Random House GmbH,
Neumarkter Str. 28, 81673 München
Originalausgabe: © Editions Stock, 2017
© Michel Cymes 2017
Umschlaggestaltung: UNO Werbeagentur GmbH, München
Umschlagmotiv: © FinePic®, München
Autorenfoto Cover: © Alain Delorme
Lektorat: Ralf Lay, Mönchengladbach
fm · Herstellung: cb
Satz: Satzwerk Huber, Germering
Druck und Bindung: CPI books GmbH, Leck
Printed in the Czech Republic
ISBN 978-3-442-22236-0

www.goldmann-verlag.de

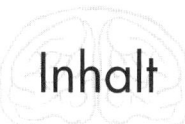

Inhalt

I. Ihr Gehirn hat Appetit

II. Ihr Gehirn braucht positive Gewohnheiten

III. Das Gehirn als Gedächtniszentrale

IV. Wenn das Gehirn nachlässt

Einführung

Eines Tages hörte ich zufällig Carla Bruni sagen, ihr Mann Nicolas Sarkozy habe sechs Gehirne. Nun, das stimmt nicht. Als jemand, der seinen Abschluss in Medizin am Universitätsklinikum der Stadt Paris gemacht, nicht eine Anatomievorlesung geschwänzt und selbst an mehreren Obduktionen teilgenommen hat, kann ich Ihnen versichern: Hier irrt das einstige Mannequin – sechs Gehirne, das wären Minimum fünf zu viel … Der Mensch hat nicht mehr als ein Gehirn und muss daher auf dieses eine besonders achtgeben.

Das Gehirn, von dem Woody Allen sagte, es sei sein zweitliebstes Organ! Aber Scherz beiseite, der berühmte Regisseur hat allen Grund, dieses lebenswichtige Organ fürsorglich zu behandeln. Wäre der menschliche Körper nämlich ein Flughafen, so wäre das Gehirn der Kontrollturm. Letztlich ist die Sache ganz simpel: Alles, buchstäblich alles läuft über das Gehirn. Es ist das Gehirn, das die Informationen unserer fünf Sinne Sehen, Hören, Riechen, Schmecken, Fühlen aufnimmt. Es ist das Gehirn, das sie interpretiert und dem Körper sagt, wie er darauf reagieren soll. Arbeitet das Gehirn nicht, wie es soll, dann fallen bestimmte Funktionen komplett aus und mit ihnen auch die zugehörigen Organe. Funktioniert es hingegen einwandfrei, vollbringt es wahre Wunder.

Das Gehirn ist faszinierend. Es schlägt jeden in seinen Bann. Vor allem die Wissenschaftler, denen es wohl nie ganz gelingen wird, diese 1500 Gramm Geheimnis und graue Materie vollständig zu verstehen. Ein Geheimnis, das sich uns im Laufe seiner Erforschung nur ganz allmählich offenbart und immer noch allerhand Märchen und Mythen birgt. So hört und liest man immer wieder, wir würden höchstens zehn Prozent unserer Gehirnkapazität nutzen. Das ist falsch. Lange Zeit ging man zudem davon aus, dass wir mit einer festen Anzahl Gehirnzellen zur Welt kämen und dass deren Zahl sich nicht mehr ändere. Auch das ist falsch, denn mittlerweile wissen wir, dass wir unser ganzes Leben lang Neuronen produzieren. Deswegen habe ich dieses Buch geschrieben, das sich im Wesentlichen in vier Kapitel gliedert.

Im ersten Kapitel geht es um Ernährung. Denn auch dies ist uns nicht immer bewusst: Die Ernährung übt einen erheblichen Einfluss auf die Funktion unseres Gehirns aus. Wir müssen unser kostbares Organ also richtig füttern. Sie werden feststellen, dass dies mit bestimmten Nahrungsmitteln leichter gelingt als mit anderen. Sie werden erfahren, warum Eisen, das sich in so unterschiedlichen Nahrungsmitteln wie Austern, Schweinefleisch, Innereien, Tofu und Sesam findet, für das reibungslose Funktionieren Ihrer Neuronen ganz wesentlich ist. Und ich werde Ihnen zeigen, dass es einen Zusammenhang zwischen der Gesundheit Ihrer Arterien und der Ihres Gehirns gibt. Im Zusammenhang mit der Ernährung besprechen wir aber auch noch ein anderes Thema, nämlich wie Experten des Neuromarketings alles daransetzen, mit unterschwelliger Werbung für höhere Absatzzahlen bei Nahrungs- und Genussmitteln zu sorgen. Wenn Sie möchten, gehen wir danach also miteinander in den Supermarkt, wo ich Ihnen demonstriere, wie findige Strategen Ihr Gehirn zu beeinflussen wissen.

Das zweite Kapitel ist das umfangreichste dieses Buches. Es macht deutlich, dass Ihr Gehirn ein »Gewohnheitstier« ist, auf das wir achten müssen. Daher beschäftigen wir uns mit dem im Westen vorherrschenden Lebensstil, zum Beispiel mit unseren Schlafgewohnheiten, unseren Stunden vor dem Bildschirm, mit Stress, Glück, Sport, kulturellen Aktivitäten und Süchten – all das hat einen Einfluss auf unser Gehirn und damit auf unser Wohlbefinden. Nehmen wir zum Beispiel den Schlaf. Unser Gehirn braucht ein gewisses Quantum davon. Doch wie viel das ist, hängt von verschiedenen Faktoren ab. Es ist nämlich durchaus möglich, dass der eine nach nur sechs Stunden Schlaf topfit ist, während der andere zwar sieben Stunden geschlafen hat, aber vollkommen fertig ist. Wir sollten deshalb wissen, worauf das Gehirn negativ reagiert – den Bildschirm zum Beispiel. Dass die Glotzerei unser Gehirn anstrengt, bedeutet aber nicht, dass wir – besonders am Abend – ganz auf sie verzichten sollten. Wir müssen nur einen sinnvollen Umgang damit lernen. In diesem Buch finden Sie dazu die entsprechenden Tipps sowie eine Anleitung für eine schrittweise digitale Entwöhnungskur.

Der Stress wiederum ist einer der Hauptfeinde unseres Gehirns. Dabei gibt es unzählige, wirklich einfache Rezepte, wie wir Stress nicht nur reduzieren, sondern sogar ganz aus unserem Leben verbannen können. Ein simples »Willkommen« hilft da genauso wie ein klares »Nein«! Warten Sie's ab, ich werde es Ihnen beweisen.

Und das Glück? Sie werden erfahren, dass es nicht wie die Liebe durch den Magen geht und schon gar nicht durch den Geldbeutel, sondern durchs … Gehirn. Es macht glücklich, wenn man sich engagiert, wenn man einen Sinn im Leben findet und sich Ziele setzt, die man auch erreichen kann. Ich werde Ihnen zeigen, wie Sie zu den verschütteten Quellen Ihrer Zuversicht zurückfinden.

Sportliche oder kulturelle Aktivitäten? Sie werden sehen, dass es seine Gründe hat, wenn unser Gehirn sich dabei entspannt. Und was das Suchtverhalten angeht, so werde ich Ihnen zeigen, wie man ihren Fangschlingen nach Möglichkeit aus dem Weg geht. Zu diesem Zweck werfen wir einen Blick auf die Alkoholsucht und ihre Bahnen im Gehirn – eine Erfahrung, die paradoxerweise ganz amüsant sein kann.

Im dritten Kapitel folgen wir den verschlungenen Pfaden der Erinnerung. Sie werden erfahren, wie sie im Gehirn organisiert ist und dass wir alle ungeahnte Möglichkeiten haben, unser Gedächtnis zu optimieren. Dazu müssen Sie nur die richtigen Techniken kennen – und sie natürlich anwenden. Einige dieser Techniken werde ich Ihnen vorstellen, eine stammt sogar von einem echten Crack: dem französischen Gedächtnis-Champion. Ich gehe jede Wette mit Ihnen ein, dass sich auch Leute, die bisher glaubten, nur ein Sieb zwischen den Ohren zu haben, nach der Lektüre dieses Kapitels mit wachsendem Selbstvertrauen ans Üben machen, denn die Fortschritte sind schon nach wenigen Tagen erkennbar.

Im vierten und letzten Kapitel geht es um das Unvermeidliche: Unser Gehirn altert. Es ist jedoch möglich, den Prozess zu verlangsamen. Niemand kann sich vor Demenzerkrankungen, vor einem Schlaganfall oder einer Depression in Sicherheit wiegen. Doch jeder Mensch sollte wissen, dass er es in der Hand hat, das Auftreten dieser Erkrankungen hinauszuzögern oder gar zu verhindern. Wie lässt sich vorbeugen? Und was, wenn sie doch auftreten? Welche Symptome zeigen sich bei diesen Erkrankungen? Wie kann man ihnen begegnen? Ich werde Antwort auf all diese Fragen geben und darüber hinaus auf ein verwandtes Thema eingehen, das mir selbst keine Ruhe lässt: Wie kommt es, dass in Frankreich und in anderen europäischen Ländern der durchschnittliche Intelligenzquotient ständig sinkt? Eine erste wissenschaftliche Untersuchung lässt vermuten, dass dieses Phänomen mit der Umweltverschmutzung und der schlechten Qualität unserer Lebensmittel zu tun hat. Womit wir wieder beim ersten Kapitel dieses Buches wären ...

Letztlich stellt sich also die Frage: Kann man gegen solche Negativtrends etwas unternehmen? Ja, man kann! Und zwar einiges! In meinem vorangegangenen Buch *Vivez mieux et plus longtemps* (etwa »Besser und vor allem länger leben«) habe ich aufgezeigt, wie man sein Leben verlängern kann. Dass es so viele Leser fand, hat mich tief berührt. Und es bestätigte mich in meiner Meinung: Es gibt genügend Menschen, die ihre Fragen zu gesundheitlichen Themen auf lockere, spielerische und trotzdem präzise Weise beantwortet haben möchten. Daher ist auch dieses Buch so geschrieben, dass Ihnen bei der Lektüre nicht der Kopf raucht. Also präsentiere ich Ihnen das komplexeste all unserer Organe ohne unnötiges Fachchinesisch, doch unter Aufbietung allen Humors, dessen ich fähig bin. Auf den dramatischen Tonfall, der Bücher wie dieses oft auszeichnet, habe ich also verzichtet. Schließlich will ich Ihnen keine Angst einjagen, sondern nur behutsam vermitteln, dass das Gehirn ein Organ ist, mit dem Sie fürsorglich umgehen sollten. Sie werden hier also allerlei erfahren über das Leben und über sich selbst – damit Sie immer wissen, wo Ihnen der Kopf steht, und Sie nicht ins Leere langen, wenn Sie sich an den Kopf fassen. Denn schließlich ist er mehr als nur der Trichter zum Magen.

I

Ihr Gehirn hat Appetit

Ein gefräßiges Organ

Ihr Hirn braucht freie Gefäße

Das Hirn ist gefräßig. Und es hat keine Manieren. Es bedient sich nämlich gern als Erster, und das ordentlich. Ein Fünftel der Kalorien, die wir verputzen, reklamiert es für sich, und dazu beansprucht es 40 Prozent des Sauerstoffs, den wir einatmen. Nur so könne es seine Leistung bringen, sagt es. Doch woher bekommt das Hirn, was es braucht? Vom Blut, das als »Lieferservice« in unseren Adern unterwegs ist. Nur um es mal gesagt zu haben: Freie Gefäße, in denen es ungebremst seiner Wege ziehen kann, sind da ein echter Vorteil. Wenn Sie Ihre Blutgefäße schützen, dann tun Sie damit auch etwas für Ihr Gehirn. Und alles, was Ihre Gefäße verengt oder verstopft, muss äußerst sparsam genossen, wenn nicht gar vom Teller verbannt werden.

Die Gefäßfeinde sind hinlänglich bekannt: Raffineriezucker, stark salzhaltige Nahrungsmittel sowie schlechte Fette, das heißt gesättigte Fettsäuren. Glücklicherweise wissen wir auch, was unseren Gefäßen guttut: Obst, Gemüse, Nüsse, Hülsenfrüchte, Knoblauch, Olivenöl und eine ganze Reihe anderer guter Dinge, darunter Fisch, speziell fetter Fisch, der reich ist an Omega-3-Fettsäuren. Ah ja, die Omega-3-Fettsäuren! Wenn Sie von denen noch nie gehört haben, hausen Sie vermutlich in einer Steinzeithöhle ohne Strom und Wi-Fi! Aber ich glaube kaum, dass das zutrifft. Wohlgemerkt: Diese Fettsäuren sind zu Recht bekannt, weil sie ganz entscheidend dazu beitragen, dass die Membranen, welche unsere Nervenzellen umgeben, in Schuss bleiben. Diese Membranen bilden eine Art Mantel, der einerseits die Nervenzellen schützt, andererseits die Verbindungen zwischen ihnen ermöglicht. Ein Mangel an diesen Fettsäuren wirkt sich daher schädlich auf das Gehirn aus. Diese Schlussfolgerung legen zumindest Ergebnisse aus Tierversuchen nahe. Bei den Versuchstieren, die keine Omega-3-Fettsäuren bekamen, war das räumliche Gedächtnis beeinträchtigt, und die Tiere reagierten ängstlich auf Stressbelastungen. Wir bezahlen jeden Mangel an diesen Fettsäuren früher oder später mit Funktionsstörungen, die unser Wohlergehen beeinträchtigen, weil sie Auswirkungen haben auf unser Schlafverhalten, unsere Lern- beziehungsweise Merkfähigkeit, unsere kognitive Kapazität sowie die Fähigkeit, Glück und Freude zu empfinden. Diese Zusammenhänge zu kennen ist bereits ein erster Schritt in die richtige Richtung.

Zehn erstklassige Lieferanten für Omega-3-Fettsäuren

Einst sprach man von Vitamin F, doch die Bezeichnung ist mittlerweile überholt: Heute werden diese essenziellen Fettsäuren als »Omega-3-Fettsäuren« bezeichnet. Weil der Körper sie nicht selbst herstellen kann, müssen wir sie mit unserer Nahrung zuführen. Bei Omega-3-Fettsäuren, die sowohl das Gedächtnis stärken als auch die gute Laune fördern, denkt man sofort an Lachs. Richtig. Doch dieser Fisch ist bei Weitem nicht das einzige Lebensmittel, in dem sie enthalten sind.

1. Feldsalat

Man sollte immer ein bisschen Grünzeug mit auf dem Teller haben. Greifen Sie hier vorzugsweise zu Feldsalat, aber geben Sie das Dressing erst im letzten Moment dazu. Mit Nussöl harmoniert er zum Beispiel aufs Prächtigste. Sie dürfen auch einen Hauch Essig oder ein paar Tröpflein Zitrone verwenden. Beim Waschen vor dem Verzehr mit kaltem Wasser sollte der Wasserstrahl nicht zu stark sein, um dieses zarte Pflänzchen nicht zu schädigen.

2. Hanföl

Die zum Verzehr bestimmte Version der Hanfsamen heißt mit wissenschaftlichem Namen »Cannabis sativa«. Nun nehmen Sie vielleicht an, das Zeug sei gefährlich. Nein, überhaupt nicht. Daraus aber den Schluss zu ziehen, dass dann auch Cannabis zum Rauchen harmlos sein müsse, wäre ebenso falsch. Das Gegenteil ist richtig. Warum, erkläre ich im Kapitel II (siehe dort den Abschnitt »Unser Gehirn und die Sucht«). Hanföl hat einen hohen Gehalt an Omega-3-Fettsäuren und hält sich acht Wochen im Kühlschrank. Sie bekommen es in Reformhäusern und Bioläden. Nicht gerade geschenkt, doch die Gesundheit Ihres Gehirns ist es wert.

3. Leinöl

Abgesehen davon, dass es als eine gute Quelle für Omega-3-Fettsäuren dient, ist Leinöl auch ein Wohltäter für Herz und Kreislauf. Idealerweise nehmen Sie einen Esslöffel täglich zu sich. Kaufen Sie aber keine großen Mengen, da das Öl schnell ranzig wird. Wählen Sie Öl in Bioqualität in kleinen, lichtgeschützten Flaschen, die Sie kühl aufbewahren und nach dem Öffnen bald aufbrauchen … am besten innerhalb von drei Monaten.

4. Rapsöl

Wie sein Freund, das Leinöl, muss auch Rapsöl nach dem Öffnen schnell aufgebraucht werden. Und harrt optimalerweise im Kühlschrank seiner nächsten Anwendung. Erhitzen sollten Sie das Öl auf keinen Fall. Ausprobieren können Sie das ruhig mal: Der aufsteigende »Duft« ist unvergesslich und wird jede Lust auf einen zweiten Versuch im Keim ersticken.

5. Eier

Wenn Sie Eier kaufen, dann sollten es solche in Bioqualität und mit Omega-3-Fettsäuren sein. Wie alle Eier werden auch Omega-3-Eier von gewöhnlichen Hühnern gelegt. So weit ist also alles gleich. Der einzige Unterschied besteht darin, dass man dem Omega-3-Huhn zuvor Leinsamen ins Futter gemischt hat.

6. Garnelen

Garnele ist nicht gleich Garnele. Den aus Asien stammenden Zuchtarten sind die Importe aus Skandinavien vorzuziehen, weil ihr Gehalt an Omega-3-Fettsäuren höher ist. Generell rate ich hier aber zum Frischprodukt, da tiefgekühlte Garnelen oder solche aus der Dose stets einen überhöhten Salzgehalt aufweisen.

7. Chiasamen

Das gute Fett in diesen Samen hört auf drei kurze Buchstaben: ALA oder Alpha-Linolensäure. Klingt gefährlich, ist aber durch und durch vertrauenswürdig. Der Verzehr derselben ist eine wahre Wohltat für Ihr Hirn. Wenn Sie mögen, essen Sie die Samen einfach so. Achten Sie dabei aber immer darauf, genug zu trinken; denn Chiasamen binden Flüssigkeit. Oder mahlen Sie sie zu Schrot und mischen Sie sie in Eintöpfe oder Müslis. Die unkomplizierten Körner passen zu vielen Gerichten. Chiasamen bekommt man in Bioläden und Reformhäusern, vielfach aber auch schon in gut sortierten Supermärkten.

8. Makrelen

Ihrem bescheidenen Image zum Trotz ist die Makrele aufgrund ihres Reichtums an Omega-3-Fettsäuren ein sehr wertvoller Fisch. 100 Gramm Makrele genügen, um Sie mit dem Zweifachen der empfohlenen Tagesration zu versorgen. Falls Sie jedoch an Gicht leiden, sollten Sie auf diesen Fisch verzichten.

9. Walnüsse

Mein Rat: Kaufen Sie Walnüsse nur in der Schale und lagern Sie sie bei Temperaturen unter zehn Grad Celsius. Das Schälen ist zwar ein bisschen lästig, aber die Mühe allemal wert. Natürlich machen verzehrfertig geschälte Walnüsse aus der Tüte weniger Arbeit, doch sie oxidieren, was ihren gesundheitlichen Wert beeinträchtigt. Walnüsse bieten übrigens einen ganz besonderen Vorteil: Sie weisen ein ideales Verhältnis von Omega-3- zu Omega-6-Fettsäuren auf (siehe Abschnitt »Omega-3- versus Omega-6-Fettsäuren«). Kurz, die Frucht des Nussbaums ist alles andere als eine hohle Nuss. Also holen Sie sich gleich einen Vorrat, wenn Sie nicht gerade gegen Nüsse allergisch sind. In diesen seltenen Fällen gilt natürlich: Finger davonlassen!

10. Sardinen

Als ich noch ein kleiner Knabe war, galt Lachs als Essen für den betuchteren Teil der Gesellschaft, während das gemeine Volk sich mehr an die Sardine hielt. Und im Mittelalter war die Sardine in den entsprechenden Gegenden *der* Energie- und Eiweißlieferant der Allerärmsten. Mittlerweile sind ein paar Jahrhunderte ins Land gegangen, und die Dinge haben sich verändert. Der Lachs wurde volksnah, sein Preis bezahlbar, und mittlerweile findet man ihn in jedem Haushalt und auf der Speisekarte selbst der unscheinbarsten Restaurants. Daneben geriet die Sardine ein wenig in Vergessenheit. Aber zu Unrecht. Denn dieses Fischlein, von dem wir seit dem 13. Jahrhundert Kunde haben und dessen Bezeichnung so viel besagt wie »Fisch aus Sardinien«, ist nicht minder reich an Omega-3-Fettsäuren als der edle Lachs. Sie hat daher ein bisschen mehr Aufmerksamkeit verdient, auch weil der Zuchtlachs ja in der Regel mit Antibiotika belastet ist. Ob in natives Olivenöl eingelegt oder einfach gegrillt (sicher, ich weiß, Bratfettgeruch) – Sardine macht nicht nur satt, sie beschwichtigt auch das Gemüt. Ja, der Verzehr von Sardinen hat beruhigende Wirkung und ist angeraten, wenn Sie unter Müdigkeit, Unruhe oder Stress leiden. Darüber hinaus macht der hohe Vitamin-D-Gehalt die Sardine zu Ihrem Verbündeten, wenn Ihr Körper im Winter aufgrund der verringerten Sonneneinstrahlung nicht genug von diesem Muntermacher-Vitamin produziert. Höchste Zeit also, die Sardine wiederzuentdecken, vor allem wenn man zu ihr, wie zu jedem Fisch, als Beilage am besten Gemüse nimmt (zum Beispiel Ratatouille) statt Pommes frites.

Man nehme zwei Mäuse … Maus Nummer 1 bekommt mit dem Futter Sardinenöl. Maus Nummer 2 bekommt dagegen nur Futter auf der Basis von Palmöl. Nach einem Jahr Zwangsdiät weist einer der beiden Nager eine höhere Lernfähigkeit auf, und zwar die mit Sardinenöl ernährte Maus. Darüber hinaus ist der Docosahexaensäure-Wert (entschuldigen Sie bitte den sperrigen Ausdruck, das ist nur eine der Fettsäuren aus der Omega-3-Familie) in ihrem Gehirn höher, und ihre synaptischen Membranen sind geschmeidiger. Schlussfolgerung der Wissenschaftler, die die Untersuchung durchgeführt haben: Sardine ist gut fürs Gehirn.

Fisch, Fisch und noch mal Fisch

Lachs, Thunfisch, Sardelle, Hering, Makrele und Sardine sind gleichermaßen reich an Phosphor und Omega-3-Fettsäuren. Eine finnische Studie, an der 3660 Frauen und Männer im Alter von über 65 Jahren teilnahmen, hat gezeigt, dass das Risiko von Schlaganfällen und unbemerkten Gehirnschäden um 13 Prozent sinkt, wenn man einmal pro Woche einen der genannten Fische verzehrt. Dieser Wert schnellt auf 26 Prozent in die Höhe, wenn drei Portionen pro Woche auf dem Teller landen. Natürlich kommen diese Freunde und Helfer unserer grauen Zellen in den unterschiedlichsten Formen in die Küche: frisch, tiefgekühlt, geräuchert, als Konserve oder gar als Fischstäbchen. Aus den vielen kollektiven Irrtümern, die sich um die verschiedenen Handelsformen drehen, speist sich mein Bedürfnis, hier in Gestalt eines praktischen Leitfadens ein wenig Klarheit zu schaffen.

Frischer Fisch sollte ohne Zugabe von Fett zubereitet werden. Wählen Sie außerdem eine schonende Garmethode, die die gesundheitlich wertvollen Nährstoffe so weit wie möglich bewahrt (zum Beispiel Dämpfen).

Tiefkühlfisch ist ebenso wertvoll wie frischer Fisch, da das Tiefgefrieren die Beschaffenheit des Fischs nicht verändert.

Fisch aus der Konserve (Sardine, Thunfisch, Makrele ...) garantiert ebenfalls eine gute Nährstoffversorgung. Allerdings enthält in Öl eingelegter Fisch deutlich weniger Omega-3-Fettsäuren als im eigenen Saft eingelegter, da die Nährstoffe ins Öl übergehen und das Öl für gewöhnlich in den Ausguss wandert ... Daher empfehle ich durchaus den Verzehr von Dosenfisch, sofern er im eigenen Saft eingelegt ist.

Auch Räucherfisch ist eine gute Quelle für Omega-3-Fett-säuren. Aufgrund des hohen Salzgehalts rate ich jedoch zu mä-ßigem Verzehr.

Was allerdings Fischstäbchen und Ähnliches angeht, so kön-nen sie mehr Omega-6- als Omega-3-Fettsäuren enthalten. Die-se aber sind gesundheitsschädlich. Schränken Sie daher den Verzehr von paniertem Fisch weitestgehend ein. Die positiven Effekte, von denen in der oben erwähnten finnischen Studie die Rede war, zeigten sich nämlich nicht bei den Versuchspersonen, die den Fisch in panierter Form verzehrten.

Fetten Fisch zu essen ist gut, doch übertreiben sollten Sie es da-mit auch nicht: Drei Portionen pro Woche – zwei, wenn Sie schwanger sind – sind das Maximum. Der Grund sind die hoch-giftigen polychlorierten Biphenyle (PCB), welche die Industrie jahrelang so »großzügig« in den Gewässern verteilt hat. PCB sind biologisch kaum abbaubar und lagern sich in dem Wasser ab, in dem der Fisch, der schließlich auf unserem Teller landet, lebt und aus dem er seine Nahrung bezieht.

Bei allem Enthusiasmus für Fisch: Die Meere sind überfischt. Mit dem richtigen Einkaufsverhalten kann man dazu beitragen, dass bestimmte Fischsorten nicht ausgerottet werden. Eine Ori-entierung liefert das MSC-(»Marine-Stewardship-Council«-)Sie-gel. Es steht für umweltbewussten Fischfang. Aber auch hier in-formieren Sie sich besser über den aktuellen Stand, etwa über die Produktionsbedingungen für Lachs.

Omega-3- versus Omega-6-Fettsäuren

In der Familie der mehrfach ungesättigten Fettsäuren muss der Omega-3-Zweig mit »Rivalen« rechnen: mit dem Omega-6-Clan. Wieso Rivalen? Zunächst einmal, weil die Omega-6-Typen für den Organismus genauso essenziell sind wie die Omega-3-Fettsäuren. Der Hauptgrund aber ist, dass die Omega-6-Fettsäuren für ihre Verstoffwechslung dasselbe Enzym brauchen wie die Omega-3-Fraktion. Versetzen Sie sich doch nur mal in die Lage dieses Enzyms. Oder noch besser: Stellen Sie sich vor, Sie *seien* das Enzym! Ihre Aufgabe ist es zu ver-stoffwechseln. Das heißt, Sie müssen irgendwelche Stoffe so umbauen, dass der Organismus sie verwerten kann. Und da sehen Sie, wie ein paar Omega-3er und ein paar Omega-6er in Ihre Werkstatt kommen. Ah! Kundschaft! Doch nun müssen Sie sich entscheiden. Wen nehme ich zuerst dran? Und ob Sie's jetzt glauben oder nicht, besagtes Enzym gibt den Omega-6ern den Vorzug. Aus Gründen, die nur ihm selbst bekannt sind, denkt es, dass den Omega-6ern der Vorrang gebührt, und bis heute hatte noch kein Enzym Gelegenheit, sich und sein Wirken zu erklären. Das hat Folgen: Enthält unsere Nahrung zu viele Omega-6-Fettsäuren, dann leidet die Verstoffwechslung der Omega-3-Typen. Was echt schade wäre. Vor allem für unser Gehirn.

Um hier gegenzusteuern, müssen wir auf ein vernünftiges Verhältnis von Omega-6- und Omega-3-Fettsäuren in unserer Ernährung achten. Tausende Studien haben sich mit diesem Thema befasst, und alle kommen zum selben Ergebnis: Das ideale Verhältnis von Omega-6- zu Omega-3-Fettsäuren liegt bei etwa 5 zu 1 oder tiefer. In der Praxis jedoch sind wir von diesem Wert weit entfernt, denn er liegt meist über 10 zu 1. Die Lösung des Problems? Wir reduzieren die Aufnahme von Omega-6-Fettsäuren. Was allerdings nicht ganz so einfach ist, denn die kleinen Omega-6-Biester verstecken sich überall in unserer modernen Ernährung: in Getreideprodukten, im Fleisch getreidegefütterter Masttiere, in Sonnenblumen- oder Maisöl …

Sie wissen jetzt also, was Sie zu tun haben: Verwenden Sie die genannten Nahrungsmittel und Zutaten möglichst sparsam, damit sich die Bilanz wieder zugunsten der Omega-3-Fettsäuren und ihrer optimalen Verwertung im Körper verschiebt.

> Pflanzliche Öle sind gut für die Gesundheit. Sich mit dem richtigen Mix deren gesundheitlichen Nutzen zu sichern ist Ihre Aufgabe. Daher sollten Sie immer drei Sorten Öl in Ihrer Speisekammer haben: ein Öl mit hohem Omega-6-Anteil (Sonnenblume), eins mit hohem Omega-3-Anteil (Walnuss, Raps) und eins, das reich ist an einfach ungesättigten Fettsäuren (Olive).

Ihr Gehirn steht auf den Blutverdünner Rotwein

Der französische Humorist Alphonse Allais (1854–1905) pflegte zu sagen, er trinke, um zu vergessen, dass er Alkoholiker sei. Dieses »Bonmot« mag durchaus zum Schmunzeln animieren, aber letztlich hat es etwas von einer Milchmädchenrechnung, denn sein Urheber ruinierte nicht nur seine Leber, es schien ihm auch bewusst zu sein, dass er sich einem gewissen Risiko aussetzte, dement zu werden. Trotzdem: Der rote (!) Wein soll hier keinesfalls angeschwärzt werden, schon gar nicht, wenn er von guter Qualität ist. Mehrere Studien bestätigen die positiven Effekte eines gemäßigten Rotweinkonsums.

Die Gerbstoffe (Tannine) im Rotwein enthalten winzige Moleküle, die in der Haut und den Kernen der Weintraube sitzen. Die Rede ist von den Polyphenolen. Ein solch natürliches Polyphenol im Wein – es hört auf den Namen Resveratrol – aktiviert ein Enzym, das hilft, das »schlechte« Cholesterin zu senken. Doch darüber hinaus hat es noch den Nutzen, die Gefäße zu erweitern und die Bildung von Plaques zu verhindern, welche die Blutgefäße verengen können. Das verbessert den Blutfluss in den Gefäßen und damit den Nähr- und Sauerstofftransport zu den Organen, allen voran das Gehirn.

Sie haben dem Wein entsagt? Bleibt Ihnen immer noch die Traube. Sie können sich gar nicht vorstellen, wie viel nützliche Antioxidanzien in guten Trauben stecken. Diese räumen gründlich auf mit dem Heer der freien Radikale. Das sind Molekülfragmente, die durch die Zellatmung, also wirklich andauernd, entstehen und die für die Funktion der Zelle wichtigen Moleküle schädigen. Das gilt sowohl für Gehirnzellen (Neuronen) wie auch für alle anderen Zelltypen.

Plädoyer für die Avocado

Ich gebe es ja zu: Avocados sind kalorienreich. Aber es ist kein Zucker drin (oder nur ganz wenig), und sie machen so schnell satt, dass Sie kaum in Gefahr geraten, sich einen Nachschlag zu holen. Warum also nicht zugreifen? Denn die Avocado sättigt nicht nur, sie soll auch glücklich machen, weil sie unsere Lernfähigkeit und unsere sozialen Gaben positiv beeinflusst. Der

Beweis? Wussten Sie, dass die Avocado – sicher dank der Form – ihren Namen von dem aztekischen Begriff *ahuacatl* hat, was so viel heißt wie »Hoden«? Sehe ich da etwa ein Grinsen in Ihrem Gesicht?

Von der Avocado muss nichts weggeworfen werden außer der Haut. Nicht einmal der Kern, zumindest nicht bei der vollreifen Frucht. Aber auch wenn der essbar ist, sollen Sie ihn jetzt nicht gleich mit verputzen. Nehmen Sie sich lieber die Zeit, ihn zu reiben oder zu zerdrücken. Das so gewonnene Pulver können Sie über den Salat oder über eine Suppe streuen. Sie können es im Smoothie verarbeiten, vor allem, wenn Sie es mit Spinat mischen.

Apropos: Wussten Sie, dass Sie, wenn Sie einen Avocadokern auspressen, eine milchige Flüssigkeit erhalten, die sich beim Kontakt mit der Luft rötlich verfärbt? Falls nicht, dann hinken Sie den spanischen Eroberern wissensmäßig 500 Jahre hinterher. Letztere tauchten nämlich ihre Feder in diesen rötlichen Saft und verfassten damit Hunderte offizieller Dokumente, die man noch heute in den Archiven der kolumbianischen Stadt Popayán studieren kann, wo sie aufbewahrt werden.

Amarant – die Perle Mexikos für unser Gedächtnis

Ist nicht die Renaissance der kleinen Körner angebrochen? Von Chiasamen über Sesam bis hin zum … ja, zum Amarant aus Zentralamerika, den die Azteken so gern verzehrten? Das Korn des Amarants enthält viele »gute« Fette (Omega-3- und -6-Fettsäuren): Genau das braucht Ihr Gedächtnis. Und das ist nur eine Eigenschaft, die den Amarant für unsere Ernährung so wertvoll macht. Er enthält eine Menge pflanzlicher Proteine, sodass er sich gut als Ersatz für Fleisch, Fisch oder Eier eignet. Das ist besonders nützlich, wenn wir unsere Ernährung so vielfältig wie möglich gestalten wollen.

Fragt sich nur, was wir mit den wertvollen Körnchen alles anstellen können. Sie können sie mahlen und Ihren Omelettes, Backwaren oder Eintöpfen zugeben. Oder Sie kochen die ganzen Körner, bis daraus ein geleeartiger Brei wird. Auch gepufft im Müsli schmeckt er vorzüglich. Egal in welcher Verzehrform: Amarant hilft Ihnen, dass Sie nächstes Mal nicht wieder vergessen, wo Sie den Autoschlüssel deponiert haben.

Eisen – Träger des Sauerstoffs

Heißt es nicht immer: »Wer was werden will, muss etwas in der Birne haben«? Genau, und dieses »Etwas« ist Eisen. Nun, ganz so einfach ist es zugegebenermaßen nicht.

Unser Blut transportiert Sauerstoff durch den gesamten Organismus. Natürlich nährt es damit auch das Gehirn, das ohne Sauerstoff nicht auskommt. Um die Last des Sauerstoffs sozusagen huckepack nehmen zu können, braucht das Blut Eisen. Bei einem Eisenmangel ist die Sauerstoffversorgung des gesamten Körpers in Gefahr. Aber keine Sorge, eine Lösung findet sich auch für dieses Problem ... in der Nahrung: Blutwurst, Leber, Petersilie, Linsen oder Trockenfrüchte sind ausgezeichnete Eisenquellen für den Organismus.

Und doch leiden der Weltgesundheitsorganisation WHO zufolge mehr als zwei Milliarden Menschen unter Eisenmangel.

Wie Sie sich wohl unschwer vorstellen können, ist das Problem in den armen Ländern schlimmer, weil dort noch immer Unter-ernährung herrscht. In den reichen Ländern hingegen lässt sich ein Eisenmangel problemlos über die Nahrungszufuhr behe-ben, wenn man sich die Mühe macht. Auf die leichte Schulter nehmen sollten Sie das Problem trotzdem nicht, vor allem nicht als Frau, da Sie während der Monatsblutung oder bei der Ge-burt sehr viel Eisen verlieren.

Zehn Nahrungsmittel, die reich an Eisen sind

Sollten Sie je in eine Diskussion um Eisen in der Nahrung ver-wickelt werden, können Sie Ihr Gegenüber unweigerlich ver-blüffen, wenn Sie nachhaken, ob er jetzt von Hämeisen oder Nicht-Hämeisen redet. Sobald Sie seine erstaunte Miene zur Genüge ausgekostet haben, erklären Sie hochgelehrt, dass es zwei Formen von Eisen gibt. Hämeisen (Hemferin) findet sich in Geflügel, Fleisch, Fisch und Schalentieren. Nicht-Hämeisen hingegen ist pflanzlichen Ursprungs. Und dann erklären Sie noch von den Höhen Ihres Lehrstuhls und Ihres jüngst erworbe-nen Wissens herab, dass der Körper Hämeisen besser verwerten kann.

Die Liste der nachstehend aufgeführten Lebensmittel sollte Sie allerdings nicht dazu verführen, sich jeden Tag mit Eisen abzufüllen, denn auch zu viel davon kann im Körper Probleme verursachen. Andererseits können Sie als aufgeklärter Konsu-ment Ihre Auswahl bei Tisch nun ganz nach Bedürfnis und Ver-fassung treffen. Fehlt es Ihnen an Energie oder fühlen Sie sich häufig abgeschlagen, dann könnten Sie unter Eisenmangel lei-den und mit den erwähnten Lebensmitteln Abhilfe schaffen. Sie werden feststellen, dass in dieser Liste ein Lebensmittel fehlt, das Sie vermutlich erwartet haben: Spinat. Seit Popeye werbewirksam seine Spinatdosen zerquetschte, glaubten Eltern wie auch Kinder, Spinat enthalte viel Eisen. Das stimmt aber nur bedingt, jedenfalls gibt es Lebensmittel mit deutlich höherem Eisengehalt.

1. Innereien

Natürlich muss man Innereien mögen … Sollte das der Fall sein, genießen Sie sie ruhig öfter. Wenn aber Nieren, Leber und andere Organe bei Ihnen nur selten auf den Tisch kommen, dann versuchen Sie es doch mal mit Blutwurst: Eine Portion Blutwurst, mit Kartoffeln und Äpfeln gegart, überzeugt selbst den größten Skeptiker.

2. Müsli

Natürlich empfehle ich kein handelsübliches Müsli, das Unmengen von Zucker enthalten kann. Entscheiden Sie sich lieber für eins aus Vollkornflocken, dem kein Zucker zugesetzt wurde. Studieren Sie das Etikett so genau wie möglich.

3. Sesam

Wieder so ein kleines Korn, das man gern übersieht, obwohl es Unmengen von Nicht-Hämeisen enthält. Und dazu noch das herzgesunde Vitamin E!

4. Tofu

Man kann dem Tofu alles vorwerfen, nur nicht seinen Geschmack: Er hat nämlich keinen! Aber gerade deshalb lässt er sich so vielfältig einsetzen – in der Suppe, im Salat, im Sandwich. Sie werden sehen: Von Ihren Gästen kommen keine Beschwerden. Tofu enthält pflanzliche Proteine, die einen guten Ersatz für ihre tierischen Vettern darstellen. Außerdem ist Tofu ein Lebensmittel, bei dem sich über mangelnde Transparenz nicht klagen lässt. Die Inhaltsstoffe beschränken sich auf Sojabohnen, Wasser und Gerinnungsmittel.

5. Weiße Bohnen

Weiße Bohnen liefern dem Körper Nicht-Hämeisen, pflanzliche Proteine und Ballaststoffe. Ein absolutes Superfood! Sie hegen Zweifel? Geben Sie sie mal in eine Rote-Bete-Suppe.

6. Austern

Austern liefern nicht nur reichlich Hämeisen, sondern auch noch Phosphor und Kupfer – sie sind also ein Leckerbissen für Ihre Knochen und Zähne, der Sie darüber hinaus noch vor freien Radikalen schützt. Freie Radikale sind wie gesagt Bruchstücke anderer Moleküle, die in unseren Zellen Oxidationsvorgänge auslösen und sie so früher altern lassen.

Einen Wermutstropfen gibt es allerdings: Schwangere sollten sich alle Gelüste auf Austern verkneifen. Durch den Verzehr riskieren sie nämlich eine Listeriose, eine bakterielle Infektion, die leider häufig unbemerkt bleibt und dann eine Frühgeburt auslösen kann.

7. Sojabohnen

Sojabohnen liefern uns Nicht-Hämeisen und viele pflanzliche Proteine, die Herz und Kreislauf schützen.

8. Schweinefleisch

Mit Honig? Mit Thymian? Mit Pistazien? Nichts geht über Schweinefleisch in Bioqualität beziehungsweise aus artgerechter Tierhaltung. Wer Innereien schätzt, sollte in Maßen Schweineleber essen, weil sie am meisten Hämeisen enthält.

9. Venusmuscheln

Mit oder ohne Linguine liefern 100 Gramm Venusmuscheln bei einer Frau zwischen zwanzig und fünfzig Jahren ein Sechstel des Tagesbedarfs an Eisen, bei einem Mann im selben Alter sogar ein Drittel. Die Ungleichbehandlung der Geschlechter macht also auch bei der Venusmuschel nicht halt! Trotzdem sollten Sie darauf achten, nicht zu viel nur von einem Lebensmittel zu verzehren.

10. Lamm

Lamm schenkt Ihnen alles Hämeisen, das Ihr Körper braucht. Und dazu noch Phosphor, Zink und eine ganze Reihe von Vitaminen: B_2, das für die Energiegewinnung und die Reparatur bestimmter Gewebetypen unverzichtbar ist, B_3, das normales Wachstum fördert, und B_{12}, das so interessant ist, dass wir es im nächsten Abschnitt gesondert unter die Lupe nehmen.

Mit Eisen volltanken ist eine Supersache. Noch besser ist es, wenn Sie das aufgenommene Eisen auch voll verwerten können. Daher sollten Sie zum Nachtisch ein Stück Vitamin-C-haltiges Obst essen (Kiwi, Zitrusfrüchte und Ähnliches). Vitamin C hilft Ihnen, das aufgenommene Eisen für Ihre körperlichen Funktionen zu nutzen. Aus demselben Grund sollten Sie es vermeiden, unmittelbar nach dem Essen Tee zu trinken: Tein verhindert, dass die Schleimhaut im Verdauungstrakt Eisen aufnimmt.

Ihr Gedächtnis liebt Vitamin B_{12}

Die Aufnahme von Vitamin B_{12} ist leicht. Es steht uns fast immer zur Verfügung. Außerdem hat es einen sehr hübschen Namen: Cobalamin (weil es als einziges Vitamin Kobalt enthält). Man nennt es auch »das rote Vitamin«. Ein Mangel ist eher selten, da der Organismus das Vitamin gut speichern kann. Für zwei Fraktionen allerdings gilt dies nicht: für Vegetarier und für Menschen über sechzig. Daher sollten Sie auf Ihren Vitamin-B_{12}-Spiegel achten, wenn Sie zu diesen Gruppen gehören.

Vitamin-B$_{12}$-Mangel führt zu Muskelschwäche, allgemeiner Müdigkeit und Gedächtnisproblemen. Letzteres ist noch nicht eindeutig geklärt, doch mehrere voneinander unabhängige wissenschaftliche Untersuchungen zeigen: Ein Vitamin-B$_{12}$-Mangel kommt häufig bei Alzheimer-Patienten vor. Dass man mit einer ausreichenden Versorgung an Vitamin B$_{12}$ Alzheimer vorbeugen könnte, ist wissenschaftlich im Moment noch nicht gesichert, die Möglichkeit allerdings wird untersucht ... Sie müssen also nicht zu Nahrungsergänzungsmitteln greifen, aber es spricht ja nichts dagegen, immer wieder mal Austern, Venusmuscheln und Leber vom Kalb, Lamm oder Truthahn zu verzehren. Ihr Gehirn wird es Ihnen danken. Ernähren Sie sich hingegen vegetarisch, sollten Sie es tatsächlich mit Nahrungsergänzungsmitteln versuchen.

Vitamin B$_9$ für weniger Depressionen

Vitamin B$_9$, auch »Folsäure« genannt, findet sich in Roter Bete, Fenchel, Spinat, Feldsalat, Eiern, Kalbs- oder Lammleber und den Innereien von Geflügel. Diese Lebensmittel sollten Sie also in ausgewogenen Mengen, aber regelmäßig zu sich nehmen.

Vitamin B$_9$ ist wichtig für unser Nervensystem. Wenn es dem Organismus an Vitamin B$_9$ fehlt, leiden unsere kognitiven Fähigkeiten, was uns anfällig für Depressionen macht. So haben finnische Wissenschaftler festgestellt, dass Menschen, bei denen Antidepressiva keine Wirkung zeigen, auch einen niedrigen Folsäurespiegel aufweisen. Eine andere Gruppe von Forschern (Amerikaner diesmal, die Finnen können ja nicht überall sein!) hält es für wahrscheinlich, dass ein Mangel an Vitamin B$_9$ das Risiko erhöht, kognitive Fähigkeiten zu verlieren. Dies könnte eine Vorstufe von Demenz oder der Alzheimer-Krankheit sein. Kurz: Nieder mit Alzheimer, ein Hoch auf die Innereien!

Rote-Bete-Saft erleichtert übrigens den Blutfluss im Gehirn. Er enthält eine hohe Konzentration an Nitraten, die unsere Verdauung in Nitrite umwandelt. Es gibt mehrere wissenschaftliche Untersuchungen, die zeigen, dass Nitrite die Blutgefäße erweitern und so dafür sorgen, dass unsere Organe, auch unser Gehirn, besser versorgt werden. Weitere gute Quellen für Nitrate sind Stangensellerie, Weißkohl und Blattgemüse wie Spinat. Alles Gehirnfutter!

Kohl – die Leibspeise unseres Gehirns

Wie gesund unser Gehirn ist, hängt im Wesentlichen von den Antioxidanzien im Organismus ab. Und hier gibt es einen echten Superstar: den Kohl. Die Kohlfamilie ist recht weitläufig: Blumen-, Weiß-, Rot-, Grünkohl, Wirsing, Kohlrabi oder Brokkoli – alle Kohlsorten sind reich an Vitaminen. Grünkohl beispielsweise, auch »Krauskohl« genannt, enthält mehr vom Immunstimulans Vitamin C als eine Orange. Eine einzige Portion Grünkohl liefert Ihnen 90 Prozent Ihres Tagesbedarfs. Brokkoli ist eine wunderbare Quelle für Vitamin B_9. Außerdem ist Kohl kalorienarm – er hat nur rund 45 Kilokalorien (188,41 Kilojoule) pro 100 Gramm, was allerdings je nach Sorte variieren kann – und reich an Ballaststoffen: optimal also für den Erhalt der schlanken Linie.

Neben den Antioxidanzien liefern die einzelnen Kohlsorten uns auch noch viele Mineralstoffe. Doch ihr für den Menschen wichtigster Stoff sind zweifellos die Senföle, denn jüngere wissenschaftliche Untersuchungen haben gezeigt, dass diese vor Krebs schützen können, vor allem vor Prostata- beziehungsweise Brustkrebs. Aufgepasst, meine Damen: Blumenkohl trägt dazu bei, überschüssiges Östrogen aus dem Körper zu entfernen, und senkt das Risiko, Brustkrebs zu entwickeln, um sage und schreibe 40 Prozent. Essen Sie also immer wieder Kohl, um diesen Erkrankungen möglichst wirkungsvoll vorzubeugen …

Was uns die einzelnen Kohlsorten an Nährstoffen schenken, hängt – wie bei allen Obst- und Gemüsesorten – davon ab, wie viel Zeit zwischen Ernte und Verzehr vergeht. Bevor Obst und Gemüse in den Regalen der Lebensmittelgeschäfte landen, müssen sie geerntet, weitertransportiert und häufig einige Tage zwischengelagert werden. Ihr Nährstoffgehalt hat sich also vermutlich schon deutlich reduziert, wenn Sie sie in Ihren Einkaufswagen packen. Zu Hause sollten Sie sie dann ins Gemüse- oder besser noch ins Nullgradfach legen. Alles, was nicht gekühlt gelagert werden muss, kommt in einen dunklen, trockenen Küchenschrank.

Generell gilt, dass Sie Ihre Einkäufe möglichst bald verzehren sollten. Noch besser allerdings ist es, wenn Sie sich gleich zum »Locavoren« entwickeln. Was das ist? Ganz einfach: ein Mensch, der nur Obst und Gemüse verzehrt, das in der Region wächst (von den lateinischen Wörtern *locus* [»Ort«] und *vorare* [»verschlingen«]). Damit ernähren Sie sich automatisch auch jahreszeitgemäß. Und Sie haben immer frische Nahrungsmittel zur Verfügung.

Fragt sich nur noch, was »Region« beziehungsweise »lokal« bedeutet. Der Begriff des »Locavoren« entstand in Kalifornien, und dort darf die Region einen Radius von etwa 150 Kilometern rund um den Wohnort haben. Machen Sie sich doch mal ans Recherchieren: Bestimmt finden Sie in Ihrer unmittelbaren Umgebung einen Bauern, der frisches Obst und Gemüse liefert, meist auch noch in Bioqualität. Damit werden Sie Teil der heimatverbundenen Ökobewegung. Das schenkt Ihnen nicht nur Vitamine, sondern auch noch ein gutes Gefühl!

Beeren – kostbare Schätzchen

Beeren quellen sozusagen über vor antioxidativer Kraft. Das Gehirn liebt sie, daher nur zu: Geben Sie sie haufenweise auf den Teller oder in die Müslischale. Ich empfehle Ihnen den Verzehr vor allem zum Frühstück. Johannis-, Heidel-, Preiselbeeren (roh leicht bitter), Brombeeren, Cranberrys – hier haben Sie die Qual der Wahl.

Die Nichtlocavoren haben hier allerdings noch mehr Auswahl: Acaibeeren aus Brasilien, Physalis aus Peru oder Gojibeeren aus dem Himalaja. Gerade Letztere enthalten 19 Aminosäuren, 21 Mineralstoffe und Spurenelemente, dazu noch Betacarotin und verschiedene Vitamine (C, B_1, B_2, B_6 und E). Sie wirken wunderbar gegen Erschöpfung, weil sie das Immunsystem stärken und den Blutdruck senken. So bringen sie schnell Wohlbefinden und gute Laune. Acaibeeren hingegen sind reich an Omega-3-Fettsäuren, die vor Herz-Kreislauf-Erkrankungen und Diabetes schützen sowie das Risiko für Depressionen senken.

Ein Tipp, was die Beeren angeht: Sie sollten sie lieber im Ganzen verzehren statt ausgepresst, denn die Nährstoffe stecken häufig in der Schale, die Ihnen auch noch Ballaststoffe bringt. Beides fehlt im Saft.

Algen fördern die Entwicklung des Gehirns

Algen unterscheiden sich von anderen grünen Gemüsesorten, weil sie bestimmte Enzyme enthalten, die sich so nur in Meeresgemüse finden. Sie stehen ganz unten in der Nahrungskette, was bedeutet, dass sie das Leben zur Zeit seiner Entstehung genährt haben, in den Uranfängen aller Lebensformen. Rein intuitiv spricht mich das wirklich an …

Algen sind bekannt für ihren hohen Gehalt an Jod, Vitaminen, Mineralstoffen, Fett- und Aminosäuren, die für den Körper wichtig sind. Sie fördern die Regeneration der Nerven und schenken Energie, vor allem steigern sie die Ausdauerleistung des Körpers. Es gibt über 25 000 Algensorten, aber nur rund fünfzig sind angenehm im Verzehr. Dazu gehört zum Beispiel die Spirulina-Alge, die viele Proteine und Mikronährstoffe enthält, was sie für Sportler zu einer guten Vitalstoffquelle macht. Aber versuchen Sie ruhig auch Queller (Meeresspargel), Klamath-Algen (aus dem Klamath Lake) oder Chlorella, die den Organismus reinigen soll.

All diese Algen machen unseren Körper fit. Sie können sie als Salat oder als Gemüsebeilage reichen. In den Läden findet man sie meist getrocknet (in Blättern oder Flocken), sodass man sie gut in Suppen geben kann. Manche Algen gibt es auch als Nahrungsergänzungsmittel. Wenn Sie damit eine Kur machen möchten, fangen Sie mit niedriger Dosierung an, um Verdauungsprobleme zu vermeiden.

Wer schon mal in Asien war (vor allem in Japan), weiß, wie wichtig Algen für die dortige Küche sind. In Europa hingegen sind die Vorzüge von Nori-, Wakame- oder Hijiki-Algen noch weitgehend unentdeckt. Nur vier Prozent der Weltalgenproduktion werden auf dem alten Kontinent verzehrt.

Moral im Keller? Versuchen Sie's mal mit Kakao!

Schokolade gilt als Superfood für die Stimmung, da sie Wirkstoffe enthält, die für gute Laune sorgen sowie Nervosität und Ängste lindern. Diese Inhaltsstoffe entstammen der Kakaobohne, was bedeutet, dass sie umso besser wirkt, je höher der Kakaoanteil in Ihrer Schokolade ist. Natürlich schmeckt diese Schokolade etwas bitterer, aber sie enthält sehr viel mehr positive Wirkstoffe als ihre hellen oder gar weißen Kameraden. Gewöhnen Sie sich einfach Stück für Stück daran.

Wenn Sie dunkle Schokolade gar nicht mögen, gibt es einen Trick: Fangen Sie klein an und steigern Sie dann die Prozentzahl: zuerst eine Schokolade mit 50 Prozent Kakaoanteil, beim nächsten Mal 60 Prozent und so weiter! Irgendwann werden Sie sie zu schätzen wissen. Ideal wäre es, wenn Sie Schokolade mit 70 Prozent Kakaoanteil wählten. Die enthält dann Serotonin, Dopamin und Polyphenole, Eisen und Magnesium. Das ist umso wertvoller, als schlechte Stimmung uns Magnesium raubt. Und die Polyphenole in der Schokolade senken den Blutdruck. Außerdem sind die Inhaltsstoffe der Schokolade auch gut für die Augen, die Knochenbildung und die Fruchtbarkeit.

Und noch einen Grund gibt es, diese Leckerei in Maßen zu genießen: Dunkle Schokolade lindert Hustenanfälle! Daher empfehle ich ein kleines Stück dunkle Schokolade am Ende der Mahlzeit. Denn diese Arznei ist immerhin frei verkäuflich!

Sie vertragen keine Schokolade mit mehr als 70 Prozent Kakaoanteil? Dann essen Sie doch einfach eine Banane dazu! Das beschert Ihnen noch eine hübsche Portion Magnesium, den Mineralstoff, der vor Müdigkeit, Ängsten und Nervosität schützt. Wenn Sie dann noch ein paar Nüsse oder Mandeln knabbern, können Sie obendrein Ihren Bedarf an Zink, Eisen, Protein und »guten« Fetten teilweise decken. Gute Fette sind solche, die sich nicht an den Wänden Ihrer Arterien anlagern, sondern sie im Gegenteil schützen.

Ihr Gehirn steht auf Zucker

Zucker ist unverzichtbar für unsere Gesundheit: Sobald unsere Verdauung ihn in seine Bestandteile zerlegt hat, liefert er den Muskeln Energie – und auch dem Gehirn. Aber von welchem Zucker reden wir hier eigentlich? Einfachen oder komplexen Zuckerarten? Ich gebe zu, das ist keine ganz so simple Frage.

Zu den einfachen Zuckerarten gehört zum Beispiel die Saccharose, die wir als »Kristallzucker« kennen. Dann gibt es da noch die Fructose (Fruchtzucker), die natürlich in Obst vorkommt. Oder die Lactose (Milchzucker), der natürliche Zucker in der Milch. Diese Zuckerformen brauchen wir, wenn in Muskeln oder Gehirn schnell Energie benötigt wird. Doch wir sollten nicht zu viel davon zu uns nehmen, da der Körper diese Zucker leicht in Fett umwandeln kann, das er dann in den Fettdepots speichert. Und schon stehen Sie mit einem kleinen Bäuchlein da … Idealerweise sollten Sie nicht mehr als 50 Gramm Zucker pro Tag verzehren, also ungefähr 12,5 Teelöffel. Wenn man weiß, dass eine Dose Limonade es schon auf gut 40 Gramm Zucker bringt, ist leicht einsichtig, dass es beim Erhalt unseres Körpergewichts gewisse Fallen zu umschiffen gilt.

Alle Zucker, ob nun Einfach-, Zweifach- oder Mehrfachzucker, gehören zu den Kohlenhydraten, auch »Saccharide« genannt. Solche komplexen Saccharide finden sich beispielsweise im Vollreis, in Hülsenfrüchten, Kartoffeln, Nudeln und Vollkornflocken. Diese Kohlenhydrate sollten Sie vorziehen, denn sie tragen dazu bei, den Blutzuckerspiegel zu regulieren, und sie verführen auch weniger zum Knabbern.

Zehn Nahrungsmittel, die reich an komplexen Kohlenhydraten sind

So nützlich komplexe Kohlenhydrate für unseren Stoffwechsel sein mögen, so heißt dies doch nicht, dass wir die »schnellen« Zucker nicht bräuchten. Letztere sind vor allem morgens nach dem Aufwachen nötig, aber auch nach sportlicher Anstrengung. Trotzdem müssen wir stets darauf achten, nicht zu viel davon zu uns zu nehmen. Der Verzehr einfacher Kohlenhydrate steigt seit einigen Jahren ständig an (nicht allerdings der von Obst, Milch und Haushaltszucker). Diese Zuckerschwemme verdanken wir den Limonaden, Fruchtsäften, Joghurts, Keksen und schokoladigen Leckereien, die wir so gern schnucken. Daher warnen uns die einschlägigen Institutionen auch, wir sollten deren Konsum verringern und stattdessen mehr komplexe Kohlenhydrate verzehren. Diese nämlich liefern uns nicht nur die Energie, die unser zuckerhungriges Gehirn braucht. Sie haben auch noch andere Vorzüge wie die Stärkung des Immunsystems, den Schutz vor Diabetes, Übergewicht und Herz-Kreislauf-Erkrankungen. Mit mehr komplexen Kohlenhydraten stehen Sie also auf der Gewinnerseite.

1. Haferflocken

Hafer wird schon seit Jahrhunderten angebaut, ist aber in den letzten Jahrzehnten etwas in Vergessenheit geraten. Doch nun erlebt er eine Renaissance, was zum einen sicher daran liegt, dass Hafer echt und ursprünglich ist, zum anderen aber – jedenfalls meiner Ansicht nach – auch an der Tatsache, dass die Menschen viel reisen und daher häufig im Hotel Bekanntschaft mit dem klassischen Porridge (Haferbrei) schließen. Wie auch immer, der Hafer ist eine echte Stütze für unser Nervensystem.

Darüber hinaus unterstützt er uns im Kampf gegen das Cholesterin, verleiht der Haut einen rosigen Schimmer, erleichtert die Darmpassage und macht lange satt, was uns davon abhält, uns wie hungrige Wölfe auf das nächste Croissant zu stürzen, das uns anlacht, obwohl es geradezu gewöhnlich und wahrhaft »giftig« ist.

2. Vollreis

Von allen handelsüblichen Reissorten sollten Sie Ihr Augenmerk in erster Linie auf den Vollreis richten und ihn jeder Form von weißem Reis vorziehen. Vollreis wird nur vom groben Spelz befreit, ansonsten bleibt das Korn intakt. Bei weißem Reis hingegen wird davon so viel weggeschliffen, um ihn schön *hell* zu machen, dass von seinen Nährstoffen fast nichts mehr übrig bleibt. Und wenn Sie unbedingt weißen Reis haben wollen, dann wählen Sie die klassischen Sorten wie Jasmin- oder Basmatireis und garen Sie sie langsam. Auf diese Weise bleiben wenigstens ein paar Nährstoffe erhalten. Minutenreis dagegen ist ebenso praktisch wie wertlos …

3. Süßkartoffeln

Die Süßkartoffel nennt sich zwar »Kartoffel«, hat mit der gelben Knolle aber wenig gemein. Sie liefert sehr viel mehr Nährstoffe, die Ihrem Gedächtnis guttun, vor allem den kognitiven Funktionen. Das heißt: Sie haben eine schärfere Wahrnehmung, können klarer denken, und Ihre kreativen und intuitiven Fähigkeiten werden gefördert. Die Süßkartoffel ist also nicht mehr, aber auch nicht weniger als ein echtes Natur-Dopingmittel.

4. Bohnen (Trockenware)

Ich will hier ja nicht herumunken, dass es der Untergang der Bohne sein wird, wenn Sie nicht ab und an eine Mahlzeit aus diesen nährstoffreichen Leckereien zubereiten, die unser hungriges Gehirn auf Hochtouren bringen. Na ja, wenn ich mir's recht überlege, tu ich's lieber doch! Denn sie sind zudem noch ausgesprochen preisgünstig und machen ordentlich satt.

5. Bulgur

Wer öfter mal im Nahen Osten ist, kennt diese Form der Weizengrütze, die leicht verdaulich ist und das Gehirn doch mit guten, da komplexen Kohlenhydraten versorgt. Außerdem schenkt Bulgur uns viel Phosphor und Magnesium, was die Konzentrations- und Speicherfähigkeit des Gehirns steigert. Auch hier ist Sättigung garantiert.

6. Kichererbsen

Was Hülsenfrüchte angeht, ist die Kichererbse schlicht Weltmeister. Dieses wunderbare Nahrungsmittel, das so häufig verschmäht wird, bringt gleich eine ganze Reihe Vorzüge mit sich: Es erleichtert die Darmpassage, unterstützt uns im Kampf gegen freie Radikale, sättigt und lässt sich zu allen möglichen Köstlichkeiten verarbeiten wie Hummus, Falafel, Couscous und Kichererbsensalat. Natürlich hat man nach dem Genuss gelegentlich mit Blähungen zu tun, aber ich lege Ihnen die gelbe Schönheit trotzdem ans Herz.

7. Puffbohnen

Noch so eine verbannte Schöne! Die Puffbohne, auch »Acker-«
oder »Saubohne« genannt, ist vielleicht nicht besonders facet-
tenreich im Geschmack, doch reich an Stärke, Eisen, Kalium
und Magnesium ... lauter Ingredienzien, die Ihr Gehirn liebt.
Frisch gibt es die grünen Kerne im Frühjahr, in der restlichen
Zeit müssen wir mit den weißen vorliebnehmen.

8. Vollkornnudeln

Einer Studie zufolge, die ich an mir selbst durchgeführt habe,
lieben alle Franzosen Nudeln. Leider erstreckt sich diese Liebe
nur selten auf die vollwertige Form der Pasta; und *al dente*, wie
der Italiener es gern hat, werden sie außerhalb der Apennin-
halbinsel auch nicht immer kredenzt (*al dente* bedeutet übrigens »bissfest« – für all jene, die mit der Sprache Dantes nicht
so ganz vertraut sind). Das ist ein Fehler! Denn wenn man Nudeln zu stark kocht, werden aus den komplexen einfache,
schnell zu verstoffwechselnde Kohlenhydrate.

9. Vollkornbrot

Sicher wird es bei uns in Frankreich bald ebenso viele Brot- wie
Käsesorten geben, mindestens so viele wie bei unseren deutschen Nachbarn. Brot mit Kleie, mit Sauerteig, Holzofen-, Voll-
korn-, Haferflocken-, Toast-, weißes Brot, Grau- und Schwarz-
brot. Nicht zu vergessen das Baguette, das seinen Siegeszug
durch ganz Europa und darüber hinaus angetreten hat. In die-

sem backtechnischen Allerlei ist speziell ein Begriff von Bedeutung: Vollkorn! Auch wenn damit gelegentlich Schindluder getrieben wird, heißt Vollkorn eigentlich, dass das Mehl für unser Brot aus dem ganzen Korn gewonnen wird. Und das garantiert, dass es mehr Ballaststoffe aufweist als helles Brot.

10. Bagel

Das unter 9 Gesagte gilt natürlich auch hier: Bagels sind dann am besten, wenn sie aus Vollkorn gemacht werden. Bagels haben ein Loch in der Mitte, im Grunde wie Donuts, doch die im Bagel enthaltenen Kohlenhydrate sind für unser Gehirn sehr viel interessanter …

Unter Experten wird übrigens über die Herkunft des Bagels gestritten. Da heißt es, ein Wiener Bäcker habe es erfunden – zu Ehren König Johanns III. Sobieski von Polen und Litauen, denn dieser hatte Ende des 17. Jahrhunderts geholfen, die Invasion Wiens durch die Türken zu verhindern. Der Bäcker soll dabei einen »Bügel« im Sinn gehabt haben, einen Steigbügel nämlich. Andere Historiker aber schwören Stein und Bein, dass der Bagel eine jiddische Erfindung ist, die Mitte des 17. Jahrhunderts in Krakau das Licht der Welt erblickt hat. Also, was denken Sie? Stimmen Sie für die erste oder die zweite Version?

Wer trotzdem auf schnelle Zucker steht, sollte besser auf Obst oder Honig setzen statt auf industriegefertigte Kekse und Kuchen. Denn auch unter den schnellen Zuckern gibt es noch Unterschiede, zum Beispiel den zwischen raffiniertem und naturbelassenem. Nehmen wir mal den allseits bekannten schnellen Zucker:

einfachen Kristallzucker, so wie Sie ihn vermutlich in Ihren Kaffee geben. Er ist strahlend weiß. Das hat seinen Grund: Der Zucker wird gereinigt und mehrfach ausgekocht. Dieser Prozess aber beraubt ihn sämtlicher Mineralstoffe. Und das nur, um dieses künstliche strahlende Weiß zu erzeugen. Nährstofftechnisch bringt Zucker außer Kalorien gar nichts.

Und das gilt auch für »braunen Zucker«, wie er im Supermarkt erhältlich ist. Das Verrückte ist nämlich, dass man hier keineswegs die Melasse des Zuckerrohrs trocknet und mahlt. (Das gäbe dann Rohrohrzucker, der tatsächlich noch viele Vitamine und Mineralstoffe enthält.) Man unterzieht den Zucker vielmehr der ganz üblichen Raffination, nur um ihn dann wieder einzufärben, damit er »ursprünglicher« und »gesünder« aussieht. Man stellt das Ganze also von den Füßen auf den Kopf – und das kann ja wohl kaum gut fürs Gehirn sein.

Finger weg vom Salz!

Salz ist nicht nur schlecht fürs Herz, für die Nieren und die Gefäße, es ist auch schädlich für unser Gehirn. Natürlich möchte ich es mir hier nicht mit der Salzindustrie verscherzen, aber richtig ist, dass dieses Würzmittel allerlei Nachteile in sich vereint. Und das liegt nicht nur am Salz an sich, sondern vor allem daran, dass wir wie beim Zucker unseren wahren Konsum kaum richtig einzuschätzen vermögen. Denn natürlich verzehren wir nicht nur das Salz aus dem Streuer, sondern auch all das versteckte Salz in Käse, Wurst, Brot, Milchprodukten und den appetitlichen Mahlzeiten im Restaurant – und diese Aufzählung ist keineswegs erschöpfend. Das Nachsalzen sollten wir also tunlichst unterlassen.

Salz lässt sich auf höchst aromatische Weise ersetzen, indem wir mehr Kräuter verwenden – frisch von der Fensterbank, getrocknet, tiefgefroren, wie auch immer. Thymian, Kerbel, Schnittlauch, Estragon, Basilikum oder Anis heben den Eigengeschmack der Speisen ebenso gut hervor wie Salz. Lassen Sie also die Finger vom Salz, wenn Sie Fleisch garen, und ersetzen Sie es stattdessen durch eine Mischung dieser duftenden Kräuter. Fisch und Rohkostsalate sollten Sie statt mit Salz mit einem Spritzer Zitronensaft aufpeppen. Und auch Curry, Paprikapulver, Kurkuma, Kreuzkümmel, Muskatnuss, Knoblauch, Zwiebeln und Schalotten aromatisieren unsere Lieblingsgerichte, dass uns das Wasser im Mund zusammenläuft.

Hätten Sie's gewusst? Auch fertige Tomatensaucen enthalten gewöhnlich eine ordentliche Prise Salz. Wie aber entgeht man dem? Ganz einfach: Verwenden Sie Tomatenkonzentrat oder -mark. Das ist pure Natur ohne Zusatzstoffe. Oder köcheln Sie Ihre Saucen selbst, indem Sie frische Tomaten mit Gewürzen und Kräutern simmern lassen, die zwar auch Salze enthalten, aber nur Mineralsalze!

Zehn Nahrungsmittel für das Glück

Glück kann so einfach sein wie eine wohlausgewogene Mahlzeit. Und das hat seine Gründe. Wenn wir nämlich voller Lebensfreude sind, wenn wir uns morgens schon fit und gut gelaunt fühlen, bereit, das Leben anzupacken und ihm zuzulächeln, dann liegt das auch daran, wie wir uns ernähren. Und dabei spreche ich nicht nur von der Freude, die es macht, sich an einer gedeckten Tafel niederzulassen und mit Freunden oder der Familie zu speisen. Ich rede von beständiger Freude, die wir mit allerlei Nahrungsmitteln fördern können.

Damit das funktioniert, müssen wir die betreffenden Nahrungsmittel allerdings mit einiger Regelmäßigkeit verzehren. Es hat keinen Sinn, uns damit nur dann vollzustopfen, wenn es uns schlechtgeht, und zu erwarten, dass die Kur uns dann schon aus dem Tief herausholen wird.

Es gibt zehn Lebensmittel, die uns dieses zutiefst abstrakte und doch so greifbare Ding bescheren: das Glück.

1. Lebertran

Nur zu verständlich ist es, wenn Sie von diesem »Saft« keine einzige Flasche im Küchenschrank haben. Er schmeckt nun einmal grauenvoll. Da der Lebertran angeblich das Wachstum und die intellektuellen Fähigkeiten von Kindern fördert, hat man Ihnen das Zeug vermutlich löffelweise verabreicht, und Sie haben eine lebenslange Abneigung dagegen entwickelt.

Aber jetzt sind Sie schon groß! Und der Lebertran verdient eine zweite Chance. Als Erwachsener hat man gewöhnlich einen etwas kräftigeren Magen und verfügt über eine gewisse Einsicht. Wollen Sie ihn nicht doch noch mal probieren? Es wäre zumindest einen Versuch wert, denn Lebertran liefert Vitamin D, das der Körper gerade in unseren nördlicheren Gefilden im Winter kaum selbst herstellen kann, weil die Sonne zu tief steht. Und wie Sie vermutlich wissen, soll Vitamin-D-Mangel einer der Gründe für Depressionen sein. Vitamin D ist demnach ein wirksames Gegenmittel gegen den Blues (und das nicht nur im Winter).

Also hopp, ein Esslöffel pro Tag tut's schon. Augen zu und runter damit. Vielleicht machen Sie's vorm Spiegel. Wenn Sie dann das Gesicht verziehen, haben Sie wenigstens was zu lachen …

2. Spargel

Spargel wirkt harntreibend. Der Körper kann sich also von Giftstoffen befreien, die ihn träge machen und die Stimmung dämpfen.

3. Paprikaschoten

Paprika enthält viel Vitamin B_1. Der Mangel an diesem Vitamin kann die Entwicklung einer Depression fördern.

4. Tomaten

Dem Zauber der Tomate kann sich fast niemand entziehen, und das ist ein Glück. Ihr Geheimnis? Das Lykopin. Dieses Pigment, dem sie ihre rote Farbe verdankt, ist ein wichtiges Antioxidans, das uns vor dem Altern schützt, aber auch vor Niedergeschlagenheit. Ihr zweites Geheimnis? Selen. Ein Spurenelement, das vor Stress bewahrt und die Stimmung hebt.

5. Mozzarella

Tomate und Mozzarella bilden mit Basilikum und Olivenöl eine aus gutem Grund sehr beliebte klassische Vorspeise namens »Caprese« (das heißt »zu Capri gehörend«). Allerdings nur, wenn der Käse aus Büffelmilch ist (Mozzarella di bufala). Dieser enthält einen Stoff, der in unserem Körper zu Serotonin umgewandelt wird, was wiederum als »Glückshormon« bekannt ist.

6. Parmesan

Der Stoff im Mozzarella hat einen wenig appetitanregenden Namen: »Tryptophan.« Es handelt sich um eine Aminosäure. Und wir finden Tryptophan, die Vorstufe des Serotonins, auch in hoher Konzentration im Parmesan (alias Parmigiano Reggiano).

7. Putenfleisch

Wissen Sie, warum viele Leute an Weihnachten immer so strahlen? Weil sie sich auf den abendlichen Truthahn freuen. Sie glauben mir nicht? Sie haben ja recht. Das ändert allerdings nichts daran, dass auch Putenfleisch viel Tryptophan enthält. Selbe Ursache, selbe Wirkung: Tryptophan hebt die Stimmung. Außerdem fördert es die Freisetzung des Schlafhormons Melatonin. Und ein guter Schlaf ist ja eine ganz wesentliche Voraussetzung für gehobene Stimmung.

8. Linsen

Linsen stecken voller Magnesium – dieses Mineral ist das Anti-Stress-Mittel schlechthin, denn es senkt den Cortisolspiegel. Das Stresshormon Cortisol setzt darüber hinaus die Serotoninproduktion herab; und wie wir wissen, ist das schlecht für die Laune. Kompliziert? Nein, gar nicht. Sie müssen sich nur merken, dass Sie Ihr Stimmungstief gegen einen Teller Linsen eintauschen können!

9. Quinoa

Auch Quinoa ist ein natürliches Antioxidans, das seinen kometenhaften Aufstieg in den letzten Jahren vor allem dem Bemühen um biologischen Anbau und fairen Handel verdankt. Das Gänsefußgewächs ist ein Erbe der Inkas, die die Quinoa für heilig hielten. Und man kann sich unschwer vorstellen, dass auf den Hochebenen der Anden gute Laune bitter nötig ist …

10. Äpfel

»Esst Äpfel«, hat Jacques Chirac uns Franzosen vor der Präsidentschaftswahl 1995 geraten. Und das Ergebnis: Er war zwölf Jahre Staatspräsident. Scheint also geklappt zu haben, das mit den Äpfeln. Und seine Empfehlung kann ich nur weitergeben. Sie werden vielleicht nicht unbedingt Staatslenker, aber gegen Traurigkeit können Sie sich so wappnen. Äpfel beruhigen und schenken uns Energie.

Ihr Gehirn hat Durst

Wie alle Organe ist das Gehirn sehr empfindlich, was den Flüssigkeitshaushalt angeht. Schließlich besteht es zu 80 Prozent aus Wasser! Natürlich holt es sich die benötigte Feuchtigkeit auch aus Nahrungsmitteln, die oberflächlich betrachtet eigentlich »fest« sind. Wenn wir Fleisch essen, versorgen wir unseren Körper mit Wasser. Dasselbe gilt für Fisch, Früchte, Gemüse, für alles, was unsere Mahlzeiten ausmacht und noch nicht mal besonders flüssig wirkt.

Doch das allein reicht an Flüssigkeitszufuhr noch nicht aus. Um ein Austrocknen zu vermeiden, brauchen unser Gehirn und der Rest des Körpers auch pures fließendes Wasser, wie es aus dem Wasserhahn oder aus der Flasche kommt. Ohne Wasser zum Trinken hätten wir keine Chance, geistig leistungsfähig zu sein und zu bleiben … Ohne Wasser könnten wir nicht denken und das Erlernte nicht im Gedächtnis speichern. Ohne Wasser würden unsere Achtsamkeit und unsere Konzentration nachlassen.

Wassermangel löst einen Dominoeffekt aus: Erschöpfung führt zur Tagesmüdigkeit, Tagesmüdigkeit macht nervös, Nervosität bereitet den Boden für allerlei Ängste. Wir sind entnervt, und damit sind negativen Emotionen Tür und Tor geöffnet: Wir fürchten uns vor allem und jedem, regen uns wegen jeder Kleinigkeit auf und tragen an unserer Niedergeschlagenheit wie an einem Bleimantel. Man muss kein Genie sein, um zu erkennen, dass dieser Teufelskreis uns den Alltag vermiest und unsere Freunde in die Flucht schlägt, denn wer will schon einen ewigen Miesepeter um sich haben? Und all das nur, weil Sie nicht genug getrunken haben?

Meistens vergessen wir das ganz einfach. Doch, das stimmt! Gewöhnlich trinken wir ja, wenn wir Durst haben, doch dann ist es bereits zu spät. Wenn sich der Durst meldet, ist unsere Gehirnleistung bereits eingeschränkt. Wir sollten also schon trinken, bevor wir Durst bekommen. Sozusagen einen Vorrat anlegen. Sorgen wir dafür, dass auch zwischen den Mahlzeiten immer eine Flasche Wasser bereitsteht. Und vergessen wir nicht: »Wasser ist Leben!«

Hahn oder Flasche? Dem Gehirn ist's egal!

Ich möchte Ihnen an dieser Stelle nicht unbedingt ein bestimmtes Mineralwasser empfehlen. Es sind ja mittlerweile so viele verschiedene Marken auf dem Markt, dass dies auch schwierig wäre. Wenn ich aber einen Rat aussprechen darf, dann den, dass Sie Leitungswasser nicht von vornherein und kategorisch ausschließen. Nichts wird nämlich besser kontrolliert – von Atomkraftwerken vielleicht mal abgesehen. Jedenfalls wird kein Lebensmittel strenger überprüft als Leitungswasser. Es werden regelmäßig Proben genommen, auf die unterschiedlichsten Substanzen hin untersucht, und häufig veröffentlichen die Wasserversorger sogar die Resultate dieser Analysen im Internet. Diese Kontrollen übernehmen die Gesundheitsämter beziehungsweise die Landesgesundheitsämter. Die Qualität wird durch die Trinkwasserverordnung sichergestellt. Sie müssen sich also keine Sorgen machen und können das Wasser aus der Leitung beruhigt trinken.

Wenn Sie jedoch aus alter Gewohnheit unbedingt mehr Plastikabfälle produzieren wollen als nötig oder einfach gern ein Vielfaches bezahlen, um Ihren Körper feucht zu halten (denn Leitungswasser kostet im Schnitt nur 0,2 Cent pro Liter), wenn Sie also auf Ihr Mineralwasser schwören, dann sei Ihnen auch das vergönnt. Denn Mineralwasser wird ebenfalls regelmäßig kontrolliert, sodass es nicht zu gesundheitlichen Beeinträchtigungen kommt. Es gibt unzählige Marken, die ganz unterschiedliche Vorzüge aufweisen: Das eine Wasser enthält mehr Kalzium, das andere mehr Magnesium, das dritte ist natriumarm … Letzteres ist wichtig, wenn Sie Übergewicht haben. Je höher nämlich der Natriumgehalt des Wassers ist, desto mehr Wasser wird im Gewebe gespeichert. Es bringt jedoch nichts, wenn Sie beschließen, Ihr Hirn stärker zu »wässern«, aber die Zufuhr sofort wieder einstellen, sobald die Waage ein paar Pfund mehr anzeigt …

Einen Rat aber möchte ich Ihnen noch mit auf den Weg geben: Trinken Sie nicht nur eine Marke Mineralwasser. Wechseln Sie regelmäßig, denn Ihr Gehirn liebt die Vielfalt.

> Sobald Sie die Flasche geöffnet haben, sollten Sie ihren Inhalt innerhalb von 48 Stunden verbrauchen – wenn Sie aus dem Glas trinken. Als »Flaschenkind« sollten Sie den Inhalt bis zum Abend ausgetrunken haben, denn die Bakterien aus dem Speichel vermehren sich in der Flasche, worunter das kostbare Nass nicht nur geschmacklich leidet.

Wasserreiche Lebensmittel

Zu viel Gewese ums Trinken, finden Sie? Tja, da ist nichts zu machen. Sie müssen wie gesagt dafür sorgen, dass Ihr Körper genug Wasser bekommt, und zwar noch bevor Ihr Gehirn Ihnen sagt, dass Sie Durst haben. Aber wenn Sie zu den Vergesslichen gehören, habe ich einen Trick für Sie auf Lager. Essen Sie doch wasserreiches Obst und Gemüse. Der Champion in dieser Hinsicht ist die Gurke: 96 Prozent ihres Gewichts stammen vom Wasser. Doch es gibt Konkurrenz: Rettich, Tomate, Paprikaschoten, Brokkoli, Blumenkohl, Spinat, Erdbeeren, (Wasser)melonen … Vermutlich fällt Ihnen auf, dass ich Ihnen die meisten dieser Köstlichkeiten bereits ans Herz gelegt habe, denn sie enthalten nicht nur reichlich Wasser, sondern auch viele Vitamine.

Wahrscheinlich habe ich Sie jetzt restlos überzeugt, dass Wasser gut für Ihr Gehirn ist. Und ebenso wahrscheinlich fragen Sie sich, wie viel Sie täglich zu sich nehmen sollen. Bei dieser Frage erinnern Sie sich vermutlich wieder an das, was in vielen Zeitschriften und Magazinen steht: dass es nämlich höchst ungesund ist, weniger als einеinhalb Liter Wasser täglich zu trinken.

Das ist nun weder wahr noch falsch. Denn die Wahrheit lautet: Wir sind alle verschieden, und das gilt auch für unseren Wasserbedarf. Klar ist, dass ein Glas Wasser pro Tag zu wenig ist. Klar ist aber auch, dass Sie bei einem Konsum von 4 Litern täglich mehr Zeit auf der Toilette als in der Küche verbringen und dass ein Übermaß auch Ihre Nieren schädigen kann.

Das Wichtigste ist, dass Sie lernen, auf Ihren Körper zu hören. Trinken Sie regelmäßig eine Menge, die Ihnen angemessen erscheint, und zwar auch zwischen den Mahlzeiten. Sie werden feststellen, dass Sie zwischen 1 und 2 Litern Wasser täglich zu sich nehmen, was sich unter besonderen Umständen auch verändern kann. Wenn Sie schwanger sind oder stillen, wenn es heiß ist, wenn Sie Sport machen, wenn Sie in großer Höhe leben (oder sich die Atemfrequenz beziehungsweise die Urinausscheidung aus anderen Gründen erhöht), dann brauchen Sie mehr Wasser. Der beste Test? Ist zweifellos die Farbe Ihres Urins. Solange der Urin klar ist, haben Sie genug Wasser. Wenn er dunkel wird, trinken Sie nicht genug.

Grüner Tee

Ich breche hier eine Lanze für grünen Tee, weil er nicht nur dem Gehirn Wasser liefert, sondern auch sonst so einiges zu bieten hat, was unser Organismus zu schätzen weiß. Immer mehr wissenschaftliche Untersuchungen belegen, dass er im Rahmen einer ausgewogenen Ernährung unserem Körper guttut und ihn vor Krankheiten schützt. Eine Studie aus Japan zeigt beispielsweise, dass Männer, die täglich fünf Tassen grünen Tee trinken, gegenüber Männern, die nur eine Tasse zu sich nehmen, ein um die Hälfte geringeres Risiko haben, Prostatakrebs zu entwickeln. Gesichert ist auch, dass grüner Tee die Gabe hat, uns vor Krankheiten des Herz-Kreislauf-Systems zu bewahren: Er verhindert, dass sich in unseren Arterien Plaques bilden und den Blutfluss behindern. Eine Tasse grüner Tee enthält mehr als 300 wirksame Bestandteile: Tannine, Proteine, Vitamine (E, B, C) und Mineralstoffe (Phosphor, Fluor, Magnesium). Darüber hinaus finden sich im grünen Tee allerhand Antioxidanzien wie Polyphenole und Katechine. Damit diese frei werden können, muss der Tee lange ziehen: mindestens fünf bis acht Minuten, besser noch zehn.

Um den Reichtum des grünen Tees voll auszunutzen, sollten Sie japanische Sorten kaufen wie Sencha, Gyokuro oder Matcha, und zwar möglichst offene Teeblätter statt Teebeutel. Der Tee darf nicht mit 100 Grad heißem Wasser aufgebrüht werden.

Das würde ihn all seiner kostbaren Inhaltsstoffe berauben und dazu noch das Aroma verderben. Die ideale Temperatur variiert je nach Sorte, sollte aber immer unter 100 Grad liegen. Gewöhnlich genügt es, wenn das Wasser anfängt aufzuwallen.

Und noch ein Tipp: Da grüner Tee die Eisenaufnahme im Körper behindert, sollten Sie ihn nicht zum Essen trinken. So können Sie das Eisen aus der Nahrung voll auswerten.

Ob nun schwarz, grün oder weiß, es gibt unzählige Teesorten, die jedoch alle von derselben Pflanze kommen – dem Teestrauch. Der Unterschied liegt in der Behandlung der Blätter. Grüner Tee wurde nicht fermentiert: Die grünen Blätter werden kurz erhitzt, um die Enzyme abzutöten, die für die Fermentation verantwortlich sind. Beim schwarzen Tee lässt man die Blätter trocknen, bis sie möglichst viel Wasser verloren haben. Dann werden sie gerollt und gemahlen, was die Fermentation fördert, die leider aber auch die Polyphenole im Tee zerstört. Die oxidierten Pigmente, die sich bei diesem Prozess bilden, verleihen dem Tee seine dunkle Farbe.

Kaffee regt das Gehirn an, aber …

Dem Kaffee eilt zu Recht der Ruf voraus, unsere Aufmerksamkeit zu fördern und uns wachzuhalten. Daher sind eine, zwei, ja selbst drei Tassen Kaffee am Tag durchaus förderlich. Aber nicht mehr. Bei einem höheren Konsum wird die positive Wirkung durch schädliche Effekte überlagert: Die Schlafqualität wird schlechter (unser Gehirn braucht Tiefenentspannung), und der Herzrhythmus beschleunigt sich. Die Mär, dass Kaffee uns hilft, stressige Zeiten zu überstehen und Projekte rechtzeitig hinzubekommen, ist ein Mythos, der seine Opfer unter den Leichtgläubigen fordert. Sie spüren es am Morgen danach: bleierne Müdigkeit, das Gehirn im Dämmerschlaf, hilflos funkende Neuronen … Was aber auch auf Tee zutrifft, der ebenfalls eine Form von Koffein enthält, das Tein. Beides macht uns spürbar wacher und aufmerksamer, aber nur in homöopathischen Dosen. Noch homöopathischer, wenn Sie schwanger sind: Das französische Institut für Ernährung und Gesundheit (Inserm) hat eine Studie in Auftrag gegeben, die zeigt, dass bei Mäusemüttern, die Koffein bekommen, die Entwicklung der Föten gefährdet ist!

Zu dumm, dieses Gehirn!

Alles, was Sie bis hierher gelesen haben, sollte Ihnen zeigen, dass das Gehirn in der Regel ganz wunderbar funktioniert, wenn es in qualitativer und quantitativer Hinsicht gut genährt ist. Es vergilt Ihnen die förderliche Behandlung und wird von Wasser, Proteinen, Zucker und Vitaminen bestmöglichen Gebrauch machen. Dieses geradezu magische Organ verwandelt all die guten Gaben in Glücksgefühle. Es schenkt Ihnen Lebendigkeit, Konzentration, Reflexionsvermögen und Schlagfertigkeit. Stress, Müdigkeit, Ängste, Niedergeschlagenheit und so weiter steckt es dagegen lockerer weg, wenn es in Form gehalten wird.

Doch so wunderbar seine Fähigkeiten auch sein mögen, so grenzenlos seine Intelligenz, so leichtgläubig ist unser großartiges Gehirn auch. Denn letztlich hängt alles davon ab, wie wir mit diesem Organ umgehen. Oder wie könnte man es sonst erklären, dass wir beispielsweise zwar wissen, wie wir uns ernähren sollten, aber trotzdem immer wieder in die Junkfoodfalle tappen? Woran liegt es, dass unser Gehirn genau weiß, was ihm guttut, aber dennoch die Alarmglocken nicht schrillen lässt, wenn wir der Versuchung erliegen? Verlieren wir etwa buchstäblich den Kopf, wenn wir eine Tüte Chips in zehn Minuten in uns hineinstopfen oder Gummibärchen einwerfen, bis die Tüte leer ist? Warum lässt unser Gehirn uns da im Stich? Warum signalisiert es uns nicht: »Stopp! Gefahr im Verzug!«?

Natürlich wird jetzt der ein oder andere sagen, dass ich übertreibe. Zugegeben! Je älter man wird, desto weniger fällt man auf so etwas herein. Aber wie heißt es so schön: Wer ohne (Ernährungs-)Sünde ist, werfe den ersten Stein. Wer ist denn standhaft genug, jeglicher Versuchung zu widerstehen, wenn uns auf Schritt und Tritt diese ungesunden Verführungen begegnen? Wahrscheinlich nur eine vergleichsweise kleine Schar …

Ja, sind wir denn ein wenig stupide? Nein, das ist nicht der Grund …

Haben wir es vielleicht mit raffinierten Strategen zu tun? Das trifft die Sache schon eher. Genau hier liegt nämlich das Problem.

Wenn wir immer wieder in gewisse Ernährungsfallen tappen, wohlwissend, dass diese Produkte unserem Organismus und ganz besonders unserem Gehirn schaden, so deswegen, weil die Lebensmittelindustrie genau weiß, wie sie uns überlisten kann. Ihre Werbestrategen und psychologischen Fachkräfte beobachten uns, kriechen in die letzten Winkel unserer Gehirnfunktionen und finden Lösungsstrategien für Probleme, die sich mehr um Absatzmöglichkeiten und die Steigerung des Konzernumsatzes drehen als um die Gesundheit der Menschen. So hat je-

der seine Aufgabe …Und man darf ruhig sagen, dass die indus-
triellen Nahrungsmittelproduzenten die ihre mehr schlecht als
recht erledigt.

Ich könnte Sie jetzt natürlich einfach auffordern: »Kaufen
Sie nicht alles, was angeboten wird!« Doch ich bezweifle sehr,
dass solche allgemeinen Appelle allein etwas bewirken. Da ich
an die Macht der Aufklärung glaube, will ich Ihnen stattdessen
lieber ein paar der Tricks verraten, mit denen die Lebensmittelindustrie arbeitet. Diese zu kennen und zu durchschauen, ja
überhaupt nur zu wissen, dass sie existieren, wird dazu führen,
dass Sie danach nicht mehr so leicht darauf hereinfallen. Wenigstens nicht mehr so oft … Also, los geht's!

Vorausschicken möchte ich noch, dass meine nachfolgenden
Ausführungen von einem großartigen Buch inspiriert sind: Steven Witherlys *Why Humans Like Junk Food* (etwa »Warum die
Menschen Junkfood mögen«). Darin erklärt der amerikanische
Ernährungswissenschaftler, wie durch den Konsum und die Bewerbung bestimmter Lebensmittel Süchte erzeugt und am Leben erhalten werden. Witherly sagt, dass die Lebensmittelindustrie und Werbepsychologie die kleinen Schwächen unseres
Gehirns sehr gut kennen und sich zunutze machen. Und natürlich will, dass der »Genuss« so bald als möglich wiederholt
wird. Witherly beschreibt detailliert einige der mehr oder weniger subtilen Techniken, die alles in allem eine Ernährungsweise
begünstigen sollen, welche für unser Gehirn ausgesprochen
schlecht ist.

1. Das Spiel mit den Kontrasten

Stellen Sie sich jetzt nur mal eine Crème brûlée vor: die krosse karamellisierte Kruste über der vanilligen Zartheit der Creme. Dann ein Eis am Stiel mit knackigem Schokoüberzug. Man muss schon ein bisschen Widerstand überwinden, um durch die Glasur an die weiche Füllung zu kommen. Und jetzt eine dampfende Pizza, der Belag herrlich verschmolzen mit dem knusprigen Boden, der beim Kauen förmlich knistert!

Ihnen läuft das Wasser im Mund zusammen? Nun, dann sind Sie gleich auf mehrere Tricks hereingefallen, die Ihr Gehirn manipulieren, zum Beispiel auch die »Lebensmittelakustik«. Witherly nennt das die »Dynamik der Kontraste«. Dabei geht es darum, in einem Bissen möglichst unterschiedliche Sinneseindrücke zu kombinieren. Man könnte dieses Prinzip auch so zusammenfassen: »Außen knackig, innen weich.« Jetzt fangen Sie vermutlich an, einige Ihrer Lieblingsleckerbissen in anderem Licht zu sehen: gefüllte Kekse, Macarons und Schokokuchen auf Fruchtsauce. Ihr Gehirn sieht darin kein Problem. Es liebt diese Mischung aus knackig und weich! Kaum etwas macht es mehr an, und die Lebensmittelproduzenten wissen das. Warten Sie also nicht darauf, dass Ihr Gehirn Ihnen signalisiert: »Stopp!« Vielmehr ruft es: »Mehr, mehr!« Denn die Fooddesigner packen ja gewöhnlich noch weitere Reize drauf, die das Gehirn verrücktspielen lassen, zum Beispiel den bereits angesprochenen Speichelreflex.

2. Die bewusste Auslösung des Speichelreflexes

Sie stimmen mir vermutlich zu: Wenn das Gehirn erst mal durchdreht, ist es zu spät … Und genau das passiert, wenn der Speichelfluss angeregt wird. Die Lebensmittelindustrie nutzt dies aus, indem sie auf gustatorische Reize setzt, die die Geschmacksnerven unmittelbar anregen, oft schon beim Gedanken daran. Schokolade mit geringem Kakaogehalt, haufenweise Butter, Industriesaucen und -mayonnaisen – alles Stoffe, die unser Gehirn wie magisch anzieht, weil sie augenblicklich den Speichelfluss in Gang setzen. Aber da sind noch mehr Fallstricke ausgespannt.

3. Die absichtliche Verringerung der Nährstoffdichte

Bestimmt kennen auch Sie Nahrungsmittel, die recht voluminös wirken, doch wenn man sie in den Mund steckt, scheinen sie sich plötzlich in Luft aufzulösen. Pffft – nichts mehr da! Ich denke hier zum Beispiel an bestimmte Kräcker, die schon beim Kontakt mit der Zunge zerfallen, an Pudding oder Mousse, bei denen man ein schieres Nichts zu löffeln scheint. An Schokoriegel, die unter der schokoladigen Hülle den Zähnen keinerlei Widerstand mehr leisten. Ein köstliches Täuschungsmanöver.

Produkte, die reine Augenwischerei zu sein scheinen, ordnet Witherly unter dem Stichwort »Verringerung der Nährstoffdichte« ein. Solche Lebensmittel schicken dem Gehirn eine Botschaft, die man auf den kurzen Nenner bringen könnte: »Nur die Ruhe. Ich esse ja gar nicht so viel, wie du glaubst.« Und das Gehirn denkt immer noch, dass Lebensmittel, die quasi im Mund zergehen, fast keine Kalorien enthalten können.

Und so signalisiert es uns, dass wir uns weiter mit diesen ungesunden Naschereien vollstopfen können: »Ach ja, mach nur weiter!« Und was nehmen wir dabei zu uns? Massenhaft Kalorien und schlechte Fette, die die Funktion des Gehirns stören und sich in den Adern ansammeln.

4. Die Untersuchung der spezifischen sensorischen Reaktion

Die Schlauberger des Lebensmitteldesigns kennen noch mehr solche Tricks. Sie wissen, dass das Gehirn im Grunde nach Vielfalt verlangt. Wenn wir ihm ständig das Gleiche vorsetzen, verliert es den Appetit. Verflixt! Wie soll man da in rauen Mengen seine Produkte verkaufen? Ganz einfach: Man kreiert Nahrungsmittel, deren Geschmack unser Gehirn schätzt, ohne je die Lust darauf zu verlieren. Hier begeben wir uns in die Untiefen moderner Lebensmittelforschung, die Fett, Salz und Zucker in einem Produkt bis aufs Mikrogramm austariert. Die Wissenschaft führt Tests an Verbrauchern durch, um genau herauszufinden, welche Rezeptur bei uns förmlich die Sicherungen durchbrennen lässt.

Witherly zufolge hat diese Art der »Forschung« einige der weltweit erfolgreichsten Nahrungsmittel hervorgebracht, zum Beispiel Kräcker. Man muss hier gar nicht eine bestimmte Marke herausgreifen, denn alle liegen gleichauf, wenn es darum geht, den Gaumenkitzel ebenso aufrechtzuerhalten wie den Hunger. Wahrhaft große Kunst also! Kein Wunder, dass die Lebensmittelkonzerne Millionen darauf verwenden, Rezepturen für Chips zu entwickeln, die beim Knuspern unverwechselbar knurpseln und dabei zu einer Krümelwolke zerbersten. Hier geht die Liebe nicht nur durch den Magen, sondern auch durch den Gehörgang (die Rede ist von der Verführung durch die bereits erwähnte »Lebensmittelakustik«). Jetzt wissen Sie, warum Sie tatsächlich so stark sein müssten wie Chuck Norris, um bei nur einem Chip zu bleiben …

5. Die Macht der Erinnerung

Die Tricks, die Witherly aufzeigt (und die hier nur ansatzweise gestreift werden), haben einen arglosen Verbündeten in unserem Kopf: unser Gedächtnis. Es registriert die gesamte Bandbreite angenehmer Empfindungen, die entstehen, wenn Sie dieses köstliche und doch so schädliche Junkfood vertilgen. Und sobald das Gehirn einen ähnlichen Reiz registriert, wirft es sofort die Erinnerungsmaschinerie an, die uns Lust macht, dieses Erlebnis zu wiederholen. Zu diesem Zweck mobilisiert sie all unsere Sinne: Wir erinnern uns an den Geruch eines Croissants, an das Erscheinungsbild eines Schokoladenkuchens, an das Geräusch beim Aufreißen einer Chipstüte, und schon wird unser Appetit auf die nämlichen Genüsse geweckt. Der Speichel beginnt zu fließen, uns läuft buchstäblich das Wasser im Mund zusammen – auch wenn all diese Signale für unser Gehirn und unseren Körper Gift sind.

Acht Tipps, um Manipulationen des Gehirns zu vermeiden

Sie dürfen versichert sein: Sie haben es hier mit absoluten Profis zu tun! Wie aber können wir vermeiden, ihren ausgeklügelten Tricks weiter auf den Leim zu gehen? Wie können wir den

Teufelskreis der Junkfoodsucht durchbrechen und uns stattdessen an Köstlichkeiten erfreuen, die unseren Neuronen nicht schaden? Für die folgenden Ratschläge müssen Sie nicht über eine ausgesprochene Willensstärke verfügen. Ein bisschen gesunder Menschenverstand reicht hier völlig aus. Sie gehen einkaufen? Das ist der ideale Moment, um Ihr Gehirn hochzufahren ...

1. Kaufen Sie erst gar keinen »Müll«

Jemand hat mich mal gefragt, was denn die beste Methode sei, um mit dem Rauchen aufzuhören. Meine Antwort lautete: »Kaufen Sie keine Zigaretten!« Ich weiß, das hört sich einfacher an, als es ist. Aber beim Junkfood geht es genauso wie mit Zigaretten, die ebenfalls hochgradig suchterzeugend sind: Hat man keinen Glimmstängel da, gerät man erst gar nicht in Versuchung, sich einen anzuzünden. Das ist keine Binsenweisheit. Sie werden feststellen, dass Ihr Verlangen nach solchen Produkten umso schwächer wird, je weniger Sie davon verzehren.

Glücklicherweise gibt es derartige Rückkopplungseffekte aber nicht nur bei Junkfood, sondern umgekehrt auch bei »Healthfood«, also gesunden Lebensmitteln: Je mehr Sie davon zu sich nehmen, desto mehr wächst Ihr Appetit darauf!

2. Achten Sie auf die Farben

Finger weg von allen Esswaren, deren Verpackung Ihre Aufmerksamkeit mit lauten, schreienden Farben zu erregen versucht. Die Marketingstrategen wissen genau, worauf wir anspringen, daher wird jede Verpackung genauestens ausgetüftelt. Je greller die Farbwahl, desto klarer ist, dass man Ihre Aufmerksamkeit fesseln will. Und das sollte Sie misstrauisch machen, denn gewöhnlich erweist sich der Inhalt solcher Packungen nicht unbedingt als gesundheitsförderlich.

3. Lassen Sie lange haltbare Fertigprodukte lieber im Regal

Ach ja, die appetitlichen Leckerbissen, bei denen einem schon das Wasser im Mund zusammenläuft, wenn man nur das Foto auf der Schachtel anschaut. Und auf der Verpackung steht ein Verfallsdatum, das in einer fernen Zukunft liegt. »Warum nicht?«, mag man vielleicht denken. »Daran kann doch nichts falsch sein.« Aber wer glaubt denn so was – dass man Lebensmittel auf wunderbare Weise wochen-, ja monatelang unbehandelt aufbewahren kann? Dass der Packungsinhalt so lange haltbar ist, ohne dass vorher etwas damit »gemacht« worden wäre? Fertigprodukte enthalten so gut wie immer Konservierungsmittel, Farbstoffe und Geschmacksverstärker, die für Ihre Neuronen alles andere als gut sind.

4. Beachten Sie das Prinzip der fünf Inhaltsstoffe

Auf der Verpackung jedes Lebensmittels sind die Inhaltsstoffe angegeben. Mit dem Studium der Zutatenliste müssen Sie sich nicht lange aufhalten, denn ein Blick reicht da. Sind mehr als fünf Inhaltsstoffe aufgeführt, sollten Sie das gute Stück zurücklegen! Machen Sie sich das zur Regel: Alles, was mehr als fünf Inhaltsstoffe enthält, ist nämlich verdächtig.

5. Die Wiederentdeckung der Gewürze

Ja, man isst gern Junkfood, weil es gut schmeckt. Aber niemand hindert Sie daran, die Welt der Kräuter und Gewürze neu zu entdecken. Sie bieten ständig neue Geschmackserlebnisse und sind daher ideal geeignet, uns jene Vielfalt an Aromen zur Verfügung zu stellen, nach denen das Gehirn verlangt … wenn es denn sprechen könnte.

6. Geben Sie dem Gehirn, was es am liebsten mag

Ihr Gehirn steht auf die Kombination aus knackig und cremig? Kein Problem! Machen Sie's einfach selbst. Wie wäre es beispielsweise mit frischen Karotten oder Gurkenscheiben, die Sie in eine Kichererbsenpaste (Hummus) oder in eine Joghurtsauce tunken? Sehen Sie, Sie brauchen die Chips zur Vorabendzeit nicht wirklich. Versuchen Sie es ruhig mit gesunden Alternativen, es wird Ihnen schmecken.

7. Kaufen Sie nur frische Ware

Die Regale mit Obst und Gemüse sind so gut bestückt, für jeden Geschmack wird etwas feilgeboten. Meist besteht das Problem nur darin, wo der Rundgang im Supermarkt beginnt oder endet. Wenn Sie sich zuerst die Obst- und Gemüseabteilung mit ihren bunten Kleinoden vornehmen und die Fertigprodukte links liegen lassen, ist schon viel gewonnen. Natürlich lauern überall Junkfoodfallen. Aber trotzdem sind in gewöhnlichen Supermärkten manche Regalreihen gefährlicher als andere …

8. Spielen Sie Rechenmaschine

Wenn Sie sich an die sieben vorstehenden Ratschläge halten, dann notieren Sie sich beim Einkaufen auch die Preise der Produkte, die zusätzlich zu kaufen Sie versucht waren, die Sie dann aber doch nicht mitgenommen haben. Rechnen Sie am Ende des Monats alles zusammen, ziehen Sie Ihre tatsächlichen Ausgaben ab und multiplizieren Sie die Differenz mit zwölf – dann dürfen Sie anfangen zu lächeln. Sie haben nämlich die Summe vor Augen, die Sie in einem Jahr sparen, wenn Sie sich bei der Lebensmittelwahl um Ihre Gesundheit kümmern. Sie werden angenehm überrascht sein. Denn Junkfood leert nicht nur unsere Nährstoffspeicher, sondern auch unsere Geldbörse.

Seien Sie ruhig ein bisschen paranoid!

Ich bin mir bewusst, dass ich in diesen letzten Abschnitten im Kapitel über Gehirnnahrung vielleicht ein wenig vom Thema abweiche. Doch es scheint mir durchaus nützlich, meine Leser mit einigen der Tricks bekannt zu machen, die unser Gehirn beeinflussen sollen. Natürlich so, dass wir dies nicht merken. Dabei geht es ja nicht nur um die Ernährung (die, wie wir gesehen haben, einen gewaltigen Einfluss auf unsere mentalen Fähigkeiten ausübt), sondern auch um andere Formen des Konsums. Aus diesem Grund empfehle ich Ihnen: Seien Sie ruhig ein bisschen paranoid! Denn selbst dann bleibt Ihre Vorstellungskraft noch hinter den Kniffen zurück, welche die Marketing-Asse sich einfallen lassen, um Sie zum Kauf ihrer Produkte zu verleiten, die Sie eigentlich gar nicht haben wollten. Auf eines können Sie sich verlassen: Sobald Sie einen dieser Konsumtempel betreten, gerät Ihr Gehirn diesbezüglich unter Beschuss, und die Manipulationsmaschinerie läuft an. Wie das geschieht? Folgendermaßen …

1. Alles nach rechts!

Rufen Sie sich doch noch mal kurz Ihren letzten Ausflug in den Supermarkt ins Gedächtnis. Sie kommen an, holen sich Ihren Einkaufswagen – und dann? Ich gehe jede Wette ein, dass Sie nach rechts driften. Sie beginnen Ihre Einkaufstour gegen den Uhrzeigersinn. Zwar kenne ich Ihren Supermarkt nicht, aber ich bin mir da sehr sicher. Denn der Großteil der Kunden wendet sich, kaum dass er einen Laden betritt, automatisch nach rechts. Fragen Sie mich nicht, warum, das ist wohl einfach so eine Art Naturgesetz. Aus ebendiesem Grunde werden dort alle Waren platziert, die teuer sind, die man nicht unbedingt braucht, die man vielleicht gar nicht kaufen würde. Der Einkaufswagen ist ja noch vollkommen leer. Weil Sie doch gerade erst gekommen sind. Und sind Sie nicht da, um ihn aufzufüllen? Die Versuchung ist groß. Es stimmt schon, Sie haben ja noch keinen Cent ausgegeben!

Und die Moral von der Geschicht'? Gleich rechts neben dem Eingang werden oft reihenweise Produkte präsentiert, die so verführerisch wie überflüssig sind. Und wundern Sie sich nicht, dass dort keine Kasse steht. Die Ladenbesitzer geben sich (so die Lokalität es erlaubt) die größte Mühe, die Kasse möglichst links vom Eingang zu platzieren, damit sie nicht sofort ins Auge springt. Auf diese Weise will man Sie vergessen lassen, dass Sie irgendwann das Portemonnaie zücken müssen. Wo Sie doch gerade erst angekommen sind.

2. Lichtspiele!

Auch die Beleuchtung trägt ihren Teil zur Kaufentscheidung bei. Hier weißes Licht, dort gelbes! Letzteres vor allem bei Obst und Gemüse, weil es die Farbe der Produkte leuchten und sie so frischer aussehen lässt, als sie sind. Die Tomaten sind röter, die Paprikaschoten gelber, der Spinat wirkt noch grüner. Und die Champignons leuchten beinah so weiß wie der Ärztekittel im Krankenhaus, wenn er frisch aus der Reinigung kommt. Alles ist schön, alles strahlt. Und mein Gehirn befiehlt mir, den Einkaufswagen vollzupacken.

3. Der Rundgang – eine Kunst für sich

Milch, Wasser, andere Getränke … Was für eine Rennerei! Ist Ihnen schon mal aufgefallen, dass die absolut unverzichtbaren Waren immer über den gesamten Supermarkt verstreut sind? Ganz hinten, in der Ecke links … Und schon machen Sie wieder kehrt, weil Sie noch etwas brauchen, was ganz woanders zu finden ist. Auf diese Weise bringt man Sie dazu, immer wieder durch die Regale zu gehen, um en passant möglichst viele Produkte mitzunehmen, die Sie eigentlich gar nicht kaufen wollten. Denn wohl jeder neigt dazu, das eine oder andere zusätzliche »Schnäppchen« in den Einkaufswagen zu legen …

4. Geld stinkt nicht!

Die Marketingstrategen nehmen im Kampf um die höchsten Verkaufszahlen auch noch andere Sinne ins Visier, zum Beispiel unseren Geruchssinn. Natürlich ist es kein Wunder, wenn es in einer kleinen Bäckerei nach frischem Brot riecht, steht dort doch gewöhnlich der Bäcker noch am Ofen und macht alles weitgehend selbst. Damit dieser appetitanregende und die Kauflust steigernde Duft in die großen Supermärkte kommt, findet sich im Eingangsbereich der Märkte fast immer die Filiale einer Bäckereikette, in der vorfabrizierte Teigwaren mit entsprechenden Röstaromen aufbereitet werden. Man will Sie in Hochstimmung versetzen, damit Sie möglichst viel kaufen und immer noch glauben, dass Sie all das brauchen, wenn Sie schließlich an der Kasse sind.

So hängt beispielsweise bei den Anbietern von Kaffeemaschinen immer ein Hauch Kaffeeduft in der Luft, da man meist ja auch zum Probieren eines Espressos oder eines Cappuccinos animiert wird. Und das ist nur einer der augenfälligsten Tricks ... Wenn Sie aber beim Einkaufen den Duft von Zitrusfrüchten in der Luft erschnuppern sollten, können Sie davon ausgehen, dass man Sie an diesem Ort zum Bleiben animieren möchte! Zitrus- oder Orangenblütenduft versetzt den Menschen nämlich in eine entspannte Stimmung, was wiederum die Verweildauer im Laden verlängert.

Ein Kunde nämlich, der fünf Minuten bleibt, ist interessanter als einer, der nur drei Minuten im Verkaufsraum verbringt. Daher werden für manche Märkte wie auch für Firmen und Hotels die Raumdüfte von den »Supernasen« des Air-Designs entworfen, die genau wissen, wer welchen Duft schätzt. Rosenduft? Hier will man weibliche Kundschaft ansprechen. Weißer Tee?

Soll Ihrem Gehirn signalisieren, dass hier äußerst geschmackvolle Artikel angeboten werden. Gut fürs Ego, nicht wahr? Der Duft von frisch gemähtem Gras schmeichelt Ihrer Nase? Nein, es geht hier nicht um Rasenmäher. Das Spiel läuft viel subtiler ab: Man hüllt Sie ein in Cetirizinacetat. Das macht dynamisch, regt Ihre Lust an, sich draußen in der freien Natur zu tummeln. Sie bekommen Sehnsucht nach Weite, nach Bewegung … Bingo: Man will Ihnen Laufschuhe andrehen! Auf diese Weise knüpfen manche Unternehmen Bande zum »Verbraucher«, die weit über den Kaufzeitpunkt hinausgehen. Man bindet unterschwellig Kunden, wie man sie haben will: männlich oder weiblich, alt oder jung, sparsam oder wohlhabend, städtisch oder ländlich … Die Liste der möglichen Merkmale ist endlos.

Einige Unternehmen schaffen sich so ihren olfaktorischen Fingerabdruck. Selbst die Autohersteller machen da mit, denken Sie nur an den typischen Geruch eines neuen Fahrzeugs. Doch es gibt da ein Transportunternehmen (das in seiner Sparte Weltmarktführer und Monopolist ist), welches in seinen Autos einen Duft aus Irisblüten, Moschus und Tonkabohne versprüht. Ein Wundermittel offensichtlich, denn es soll beruhigen und ein Gefühl der Sicherheit vermitteln. Was man auch brauchen kann, wenn man mit 200 Sachen über die Autobahn brettert …

5. Spieglein, Spieglein an der Wand!

Eins ist sicher: Sie werden in einem Laden nie einen konkaven Spiegel finden. Denn der staucht das Bild. Ganz im Gegenteil: Vermutlich ist der Spiegel, der Ihnen Ihr Bild zurückwirft, leicht konvex, das heißt, er wölbt sich unmerklich dem Betrachter entgegen. Und ohne es zu wissen, sehen Sie gleich viel schlanker aus. Und Sie finden sich *ganz* toll in dem neuen Anzug, Oberteil oder was sonst noch angeboten wird. Kein Wunder: Der konvexe Spiegel zieht die Silhouette in die Länge, und Sie entdecken eine ganz neue Seite an sich. Bestenfalls sagen Sie sich jetzt, dass Sie sich ruhig was gönnen dürfen, wo Sie doch so abgenommen haben. Und welch ein Zufall, die Abteilung mit den schicken Sachen ist gleich nebenan …

6. Voll ins Auge!

Ohnehin tun die Marketingstrategen alles, damit Ihnen die unnötigsten Produkte möglichst gleich ins Auge stechen. Sie finden sie also immer etwa auf Augenhöhe, auf dem Regalbrett, das Ihrem Gesicht am nächsten ist (und eigentlich auch Ihrem Gehirn, aber das schaltet in diesem Moment paradoxerweise ab). Genau da, also direkt vor Ihrer Nase, platziert man alles, was man Ihnen unbedingt verkaufen will und was die höchsten Gewinne abwirft. Sie glauben mir nicht? Machen Sie die Probe aufs Exempel! Sie müssen dazu nur ein bisschen beweglich sein. Das Ganze verläuft im »Dreivierteltakt«, ähnlich wie der Walzer:

1. Stellen Sie sich vor ein Regal und richten Sie den Blick gerade vor sich. Nehmen Sie das Produkt, das Sie in Augenhöhe finden, und kontrollieren Sie den Preis.
2. Gehen Sie in die Hocke. Nehmen Sie das gleiche Produkt einer anderen Marke und notieren Sie wieder den Preis.
3. Nun wiederum stellen Sie sich auf die Zehenspitzen und nehmen das gleiche Produkt von noch einer anderen Marke, das höher platziert ist. Schreiben Sie auch hier den Preis auf.

Der Walzer ist zu Ende, und jetzt wird Bilanz gezogen: Das teuerste Produkt ist mit Sicherheit das, was sich auf Augenhöhe befindet. Und was lernen wir daraus? Bewegung ist gut, selbst beim Einkaufen. Bücken, strecken. Gut möglich, dass Sie auf diese Weise einiges sparen. Und Sie dürfen sich freuen, weil Ihr Gehirn sich dem Zugriff der Marketingstrategen entzogen hat, und sei es nur für ein paar Sekunden! Denn eine Falle lauert noch auf Sie ...

7. Der alte Kassentrick

Die Einkäufe sind erledigt, jetzt müssen Sie nur noch zur Kasse. Natürlich erwartet Sie dort eine Schlange. Wie üblich! Da braucht es schon ein wenig Geduld. Sie haben es vermutlich bemerkt: Geduld ist hier immer vonnöten. Wäre es nicht einfacher, die nicht besetzten Kassen zu öffnen? Einfacher schon, aber weniger profitträchtig. In den großen Supermärkten will man Sie ja zum Kauf animieren: Die Schlange an der Kasse entspringt kluger Organisation. Denn eine Kundschaft, die wartet, ist eine Kundschaft, die sich langweilt. Und wenn man sich langweilt, ist man bereit zu allerhand Spontankäufen. Man sieht sich um. Und da steht es dann, das Regal mit den Kleinigkeiten, die absolut keinen Nährwert haben. Doch eine Kasse soll ja keinen tristen Anblick bieten, oder? Sehen Sie es, das Päckchen Kaugummi, das Sie schon seit zehn Minuten anstarrt? Es bettelt förmlich um Adoption. Und die bunten Bonbons erst! Also, das kann man ja wirklich mitnehmen. Die paar Euro machen das Kraut auch nicht mehr fett. Sie sträuben sich noch immer? Nun ja, wenn Sie die Schleckereien nicht in den Einkaufswagen legen, dann versuchen es halt Ihre Kinder, deren Gehirn ja noch weniger ausgereift ist als das Ihre (nicht umsonst nennt man die hier präsentierten profitträchtigen Kleinigkeiten auch »Quengelware«).

Ihr Supermarkt sagt danke. Bis nächste Woche dann! Die Einkäufe sind getätigt, und Ihr Gehirn hat nach all diesen Manipulationen, Suggestionen und Marketingtricks, denen es ausgesetzt war, eine gewisse Ähnlichkeit mit dem Kaugummi, den Sie sich in den Mund stecken, noch bevor Sie beim Auto sind. Eine seichte Melodie im Ohr, die Ihnen einfach nicht mehr aus dem Kopf gehen will! Das hat seinen Grund: Fortsetzung folgt!

8. Die Einkaufssymphonie

Harmonische Musik beruhigt die Gemüter, aber bei Supermarktkunden geht das schon mehr in Richtung Sedierung. Denn manche Supermärkte haben eine ganz eigene Klangsignatur, die in den Verkaufsräumen endlos dudelt und beinahe einschläfernd wirkt. Sie soll unsere Schritte verlangsamen, denn gemächlich schreitend nehmen wir die Waren zu beiden Seiten des Gangs intensiver wahr. Und die Chance (das Risiko?) steigt, dass unser Blick auf eine Verpackung fällt, die umso ansprechender gestaltet ist, je nährwertfreier ihr Inhalt ist. Da unser Gehörsinn die Aufgabe hat, uns auf Gefahren aufmerksam zu machen, können wir ihn nicht einfach abschalten. Wir können der Musik also gar nicht entgehen, und wenn sie klug gewählt ist, beruhigt sie uns und versetzt uns in genau die richtige Stimmung ... in Einkaufslaune!

Hintergrundmusik ist keine neue Erfindung. Der Pionier auf diesem Gebiet war die Firma Muzak, gegründet 1922. Warum ausgerechnet »Muzak«? Weil ihr Gründer fand, dass sich darin zwei Wörter aufs Eindrücklichste miteinander verbinden: »Musik« und »Kodak«. Und wieso Kodak? Weil unser Mann mit diesem Unternehmen verbunden war. Anfangs haben die »Hintergrundmusiker« noch bekannte Stücke verwendet (»Carmen« von Bizet, »Die vier Jahreszeiten« von Vivaldi, bestimmte Klavierkonzerte von Mozart). Heute hingegen haben viele Unternehmen eine eigene Klangsignatur, die extra für sie komponiert wurde und die Werte des Unternehmens assoziieren soll. Auf diese Weise wird die Markenbindung des Kunden verstärkt. Und sogar die Musik selbst verkauft sich, obwohl das Unternehmen ursprünglich mit Musik gar nichts zu tun hatte. Starbucks (Kaffee), Séphora (Kosmetik), Nature & Découvertes (Wellness) und Victoria's Secret (Lingerie) haben Hunderttausende CDs mit den für sie komponierten Musikstücken abgesetzt!

Wenden wir uns nach diesem kurzen Ausflug in die Gefilde der Experten, die ihre Kenntnisse über unser Gehirn zu ihrem eigenen Vorteil nutzen wollen, nun aber wieder den Themen zu, um die es in diesem Buch eigentlich geht: die Gesunderhaltung und Optimierung unseres Denkapparats, die zu einem großen Teil in unseren eigenen Händen liegen.

II

Ihr Gehirn braucht positive Gewohnheiten

Unser Gehirn im Schlaf

Ihr Gehirn braucht Ruhe. Schlafenszeit versäumt man niemals ungestraft. Früher oder später rächt sich die fehlende Ruhe und fordert ihren »neurologischen Zoll«. Unser Gehirn funktioniert nicht mehr, wie es sollte. Konkret schlägt sich dies in einer ganzen Reihe von Symptomen nieder: Konzentrationsschwäche, Fehleinschätzung von Sachverhalten, emotionale Überreaktionen und so weiter. Die genannten Effekte wirken sich natürlich negativ auf Ihre berufliche Tätigkeit aus. Sie stehen sozusagen mit dem Rücken zur Wand. Auch beim Autofahren kann Schlafmangel tragische Folgen haben.

Die schädliche Wirkung des Schlafmangels lässt sich unschwer nachvollziehen: Meist kennt man sie ja aus eigener Erfahrung. Wenn ich nicht schlafe, kann ich nicht klar denken. Amerikanische Wissenschaftler haben dieses Phänomen genauer untersucht und eine Erklärung dafür gefunden: Schlafmangel reduziert die Neubildung von Neuronen im Hippocampus, einer wichtigen Gehirnregion, die für Affektkontrolle und

Gedächtnisbildung zuständig ist. So weit wäre das also geklärt. Allerdings wurde das beweiskräftige Experiment bislang nur an Ratten durchgeführt …

Die Geheimnisse des Schlafs

Zahlreiche Studien belegen, dass in vielen Ländern mit westlichem Lebensstil Schlafmangel zunehmend zum Problem wird. Das französische Institut für Schlafforschung hat zum Beispiel herausgefunden, dass die Franzosen in den letzten fünfzig Jahren ungefähr eineinhalb Stunden Schlafenszeit pro Tag eingebüßt haben.

Gut ein Drittel unseres Lebens verbringen wir im Bett, gewöhnlich, um zu schlafen. Irgendeinen Grund muss es dafür geben, denn die Natur macht ja nichts ohne Zweck. Wenn sie etwas eingerichtet hat, dann steckt dahinter ein bestimmter Sinn, der meist weit über das hinausgeht, was auf den ersten Blick offensichtlich erscheint. So dient der Schlaf nicht »nur« dazu, uns körperlich wiederherzustellen. Ihr Nickerchen hat vielmehr allerlei Einfluss auf Ihr Gehirn. Eine Mütze Schlaf zur Mittags- wie auch der Hauptschlaf zur Nachtzeit bringt uns viele Vorteile: Wir lernen besser, können uns das Gelernte besser merken, schütteln unseren Stress ab, scheiden Giftstoffe aus. Unsere Gewebe werden repariert, die Zellen regenerieren sich, unser Immunsystem wird gestärkt, und wir gehen mit mehr Schwung und guter Laune an unser Tagwerk … Macht diese Aufzählung Sie nicht neugierig auf die Geheimnisse des Schlafs? Er hat so seine Macken und folgt darüber hinaus einem ganz bestimmten Ablauf. Mit diesem Wissen im Hinterkopf können Sie die Stunden in Morpheus' Armen vielleicht noch mehr genießen.

Ein guter und erholsamer nächtlicher Schlaf teilt sich in mehrere Zyklen, die immer gut neunzig Minuten dauern. Jeder dieser Zyklen umfasst wiederum vier Phasen:

- *Phase 1:* Der Übergang vom Wachen zum Schlafen dauert nur wenige Minuten. Das ist noch ein sehr »leichter« Schlaf. Man hat auch gar nicht das Gefühl zu schlafen, man döst vielmehr.
- *Phase 2:* Man schläft jetzt zwar fest, aber nicht besonders tief. Geräusche oder Licht können uns in diesem Zustand noch aus dem Schlaf reißen. Bei einem guten Schläfer dauert dieses Stadium ungefähr zehn Minuten an und geht dann in Phase 3 über.
- *Phase 3:* Nun befindet der Schläfer sich im Tiefschlaf und ist vollkommen »hinüber«! In dieser Phase bauen wir unsere Müdigkeit ab, wir sind kaum wachzukriegen.
- *Phase 4:* Dies ist der paradoxe oder REM-Schlaf (REM steht für *rapid eye movements* wegen der schnellen Augenbewegungen während dieser Phase). Man nennt sie »paradox«, weil der Schläfer zwar tief und fest schläft, aber trotzdem Anzeichen von Wachheit zeigt. In diesem Zustand träumt er normalerweise.

Es dauert also gut neunzig Minuten, bis man von Phase 1 zum Ende der Phase 4 gelangt. Dann ist ein Zyklus abgeschlossen, und ein neuer beginnt. In einer Nacht durchlaufen wir drei bis sechs dieser Zyklen. Manchen Menschen genügen viereinhalb Stunden Schlaf, andere brauchen mindestens neun. Jeder Schläfer wacht gewöhnlich mehrmals in der Nacht für kurze Zeit auf, ohne sich am nächsten Morgen daran zu erinnern. Das ist ein völlig normales Phänomen. Die ideale Schlafdauer liegt bei siebeneinhalb Stunden. Weniger als sechs Stunden Schlaf wirken sich negativ auf gewisse hormonelle Regelkreise aus und können das Risiko erhöhen, Diabetes und Bluthochdruck zu entwickeln.

Um Ihren realen Schlafbedarf zu ermitteln, können Sie einen kleinen Test durchführen: Gehen Sie eine Viertelstunde vor Ihrer üblichen Schlafenszeit zu Bett und probieren Sie aus, ob Sie einen Wecker brauchen, um morgens aufzuwachen. Wenn dies der Fall sein sollte, gehen Sie noch mal eine Viertelstunde früher zu Bett. Tun Sie dies so lange, bis Sie ohne Wecker von selbst aufwachen. Dann wissen Sie genau, wie viel Schlaf Sie jede Nacht tatsächlich brauchen.

Die Schlafzyklen dauern stets ungefähr neunzig Minuten. Das sollte man bei der Organisation des eigenen Schlafs im Hinterkopf behalten. Daher rate ich Ihnen: Stellen Sie den Wecker so, dass Ihre Schlafenszeit ein Vielfaches von neunzig Minuten ist. Ein Beispiel: Wenn Sie um 22.00 Uhr zu Bett gehen, stellen Sie den Wecker auf 5.30 Uhr (was siebeneinhalb Stunden Schlaf entspricht). Wenn Sie den Wecker auf 6.00 Uhr stellen, haben Sie zwar eine halbe Stunde mehr Schlaf, aber Sie werden paradoxerweise trotzdem Schwierigkeiten haben aufzustehen! Warum? Nun, der Wecker reißt Sie so aus der Tiefschlafphase des nächsten Zyklus.

Zehn Tipps für einen guten Schlaf

Wenn das Tageslicht abnimmt und die Nacht hereinbricht, weiß unser Gehirn genau, was jetzt gespielt wird … Die Netzhaut unseres Auges registriert die abnehmende Lichtstärke und leitet diese Information an den suprachiasmatischen Nucleus weiter. Dieser ist mit einer kleinen Drüse im Gehirn verbunden, der Zirbeldrüse, die anfängt, Melatonin auszuschütten. Sie ist quasi die »innere Uhr« des Organismus.

Das Schlafhormon Melatonin stellt den Körper auf den Tag-Nacht-Rhythmus ein. Es wird im Lauf der Nacht ausgeschüttet, von 20.00 Uhr bis ungefähr 7.30 Uhr am Morgen. Seinen Gipfel erreicht der Melatoninspiegel zwischen 3.00 und 6.00 Uhr morgens. Auch wenn das Melatonin brav seine Aufgabe erfüllt, sollte Sie das nicht davon abhalten, selbst auch ein bisschen was für einen guten Schlaf zu tun, zum Beispiel, indem Sie sich an folgenden Ratschlägen orientieren.

1. Machen Sie den Kopf leer

Wenn Sie im Bett ständig beruflichen Ärger und alle möglichen anderen Sorgen durchkauen, dann haben Sie vermutlich Probleme mit dem Einschlafen. Sich auf den Schlaf richtig vorzubereiten ist genauso wichtig wie Zähneputzen oder Duschen: Lassen Sie den Alltag hinter sich, und schalten Sie ab (siehe auch Punkte 4 und 5).

2. Schlafen Sie wie in einem Kokon

Da wir gut ein Drittel unserer Zeit im Schlafzimmer verbringen, sollten wir es zu einem »Kokon« umgestalten, in dem wir uns sicher und geborgen fühlen. Räumen Sie auf, bevor Sie schlafen gehen. Lüften Sie. Die Raumtemperatur sollte zwischen 18 und 20 Grad Celsius liegen. Und bevorzugen Sie in Ihrem Schlafraum gedeckte, sanfte Farben. Möbel und Ausstattung sollten eine harmonische Atmosphäre schaffen, in der Sie sich wohlfühlen.

3. Schluss mit der Reizüberflutung!

Videospiele, Actionfilme, Musik, Streitgespräche und angeregte Diskussionen, Internet und wichtige Projekte haben im Schlafzimmer nichts verloren. All diese Aktivitäten stimulieren das Gehirn, was Sie am Einschlafen hindert. Verlegen Sie solche Beschäftigungen lieber auf den Tag.

4. Schlafrituale

Denken Sie sich ein Schlafritual aus, das Sie jeden Tag wiederholen. So können sich Körper und Geist auf den Schlummer einstellen. Sie konditionieren sich quasi selbst auf den Schlaf hin. Es geht dabei um Gesten und Gedanken, die auf Sie so beruhigend wirken wie Schlaftabletten. Zum Beispiel könnten Sie ungefähr eine Stunde vor dem Schlafengehen eine Dusche nehmen, sich im Spiegel betrachten, Ihren Körper umsorgen, in den Pyjama schlüpfen (oder was auch immer Sie tragen ...) und noch eine kurze Lese- oder Meditationspause einlegen. Tun Sie all dies immer in derselben Reihenfolge. Wie Sie wissen, ist Ihr Gehirn ja schnell von Begriff.

5. Reden Sie – mit sich

Überlegen Sie, was Ihnen guttut. Nehmen Sie einen Stift und vervollständigen Sie folgende Sätze:

- Ich schlafe gut, wenn …
- Mir ist aufgefallen, dass … meinen Schlaf fördert.
- Ich schlafe schnell ein, wenn …

Sicher brauchen Sie nur ein paar Minuten, um herauszufinden, was Ihren Schlaf herbeilockt. Mit diesem Wissen können Sie die nötigen Bedingungen schaffen, sie vielleicht sogar in Ihr allabendliches Schlafritual integrieren.

6. Sorgen Sie tagsüber für Bewegung

Unser körperlicher Energieverbrauch sinkt kontinuierlich, der Energiebedarf in unserem Kopf dagegen steigt ständig. Dieser Trend ist typisch für unser modernes Leben … Die meisten von uns konzentrieren all ihre Energie im Kopf. Die Folge ist geistige Ermüdung (welche die Erholungsqualität des Schlafs beeinträchtigt), während die körperliche Ermüdung ausbleibt, die uns einen erholsamen Schlaf schenken würde. Und die Tatsache, dass wir ganze Tage bei Kunstlicht im Zimmer hocken, ist für unseren Tag-Nacht-Rhythmus auch nicht gerade förderlich.

Aber Sport schafft hier Abhilfe. Auch andere körperliche Betätigungen wie kochen, malen, gärtnern sind hilfreich. Denn während unsere Hände tätig sind, geht der Geist auf Wanderschaft, was sowohl unser Wohlbefinden als auch unseren Schlaf vertieft. Sie haben die Qual der Wahl!

7. Kein Sport nach 20.00 Uhr

In den zwei Stunden vor dem Zubettgehen sollten Sie keinen Sport mehr treiben. Jede Art von »Ertüchtigung« erhöht die Körpertemperatur und regt so unsere Nervenzellen an. Genau das, was wir vor dem Einschlafen nicht brauchen können.

8. Essen Sie intelligent

Schweres, fettes Essen am Abend heißt, dass das Verdauungssystem noch eine lange, arbeitsreiche Nacht vor sich hat. Ein voller Bauch aber schläft nicht gern. Und da man gutes Essen gern mit Kaffee, Tee, anregenden Softdrinks oder Zigaretten genießt, rückt der Schlaf in weite Ferne.

9. Schlafen Sie im Dunkeln

Ich empfehle Ihnen die vollständige Abdunklung Ihres Schlafraums. Das ist schon deswegen nötig, damit der Körper genügend Melatonin herstellt. Eine offenstehende Tür, die das Licht vom Flur hereinlässt, kann da bereits zum Problem werden. Genauso wie die zahllosen LEDs am Fernseher und an anderen Apparaten, die manchmal auch noch blinken …

Vorsicht ebenso bei Leselampen, die ein bläuliches Licht abstrahlen, zum Beispiel LED-Leuchten. Dieses Licht regt das Gehirn an und setzt die Melatoninausschüttung herab. Dabei wollten Sie doch einschlafen! Dasselbe gilt übrigens für Smartphone und Tablet – auch sie strahlen dieses bläuliche Licht aus. Eine wissenschaftliche Untersuchung konnte zeigen, dass die Melatoninausschüttung um 22 Prozent herabgesetzt wird, wenn Sie unmittelbar vor dem Schlafengehen noch zwei Stunden am Tablet lesen. Was tun? Wenn Sie unbedingt noch spät am Abend mit dem Screen hantieren wollen, dann schalten Sie den Nachtmodus ein. Der verringert den Blauanteil des Lichts.

10. Springen Sie rechtzeitig auf den Zug auf

Wenn Sie im Lauf des Abends spüren, dass sich der Schlaf einstellen will (Sie gähnen viel, die Augen fallen Ihnen zu, Sie frösteln leicht), dann kündigt sich ein beginnender Schlafzyklus an. Nutzen Sie das aus, legen Sie sich hin! Denn mit dem Schlaf ist das wie mit der Bahn: Haben Sie einen Zug verpasst, müssen Sie auf den nächsten warten. Und wenn dann noch Streik ist …

Wissenschaftliche Untersuchungen haben eine Verbindung gezeigt zwischen den Tagesaktivitäten bestimmter Hirnregionen, die für Lernen und Informationsspeicherung zuständig sind, und dem nächtlichen Treiben derselben Hirnregionen, vor allem während des REM-Schlafs. Mit bildgebenden Verfahren konnte man nachweisen, dass das Gehirn das Gelernte in der Nacht »nachspielt«. Man nimmt also an, dass die »Verfestigung« (dauerhafte Speicherung) der Gedächtnisinhalte während der Nacht geschieht.

Reine Natur gegen Schlaflosigkeit

Einschlafprobleme, nächtliches Erwachen, zu frühes Aufwachen, Gedankenkarussell, Schichtarbeit, Schlaf, der keine Erholung bringt – es gibt viele Formen von Schlafstörungen. Die Ursachen können vorübergehend sein: Rückenschmerzen, leichte Erkrankungen (Schnupfen, Bronchitis, Magenschleimhautentzündung), berufliche Veränderungen, Reisen (wenn man nicht zu Hause schläft, ist das Einschlafen mitunter schwierig). Oder sie können länger anhalten: Alkohol- oder Medikamentenmissbrauch, Depressionen, Schlafapnoe, Restless-Legs-Syndrom (Bewegungsstörung mit dem Drang, die Beine, seltener auch die Arme zu bewegen), Schnarchen, Lärm und so weiter. Doch gegen jede Schlafstörung ist ein Kraut gewachsen (sagt der Pflanzenheilkundler):

- zur Linderung von Einschlafstörungen Schlafmohn (Escholzia californica), Weißdorn (Crataegus monogyna) oder Schwarznessel (Ballota nigra),

- gegen Durchschlafstörungen Baldrian (Valeriana officinalis) und Weißdorn,
- gegen zu frühes Erwachen Passionsblume (Passiflora),
- gegen Albträume Schlaf- und Klatschmohn (Papaver rhoeas),
- dazu Magnesium und Vitamin B_6 in entsprechend geringen Dosen und
- abends ein paar Tropfen Lavendel (Lavandula augustifolia) auf die Duftlampe oder auf ein Taschentuch, das Sie unters Kopfkissen legen.

Sie können auch folgende Übung machen, für die Sie ein Kissen oder eine Nackenrolle brauchen. In einem Schlafzimmer sollte so etwas doch zu finden sein, oder? Bereit? Also los! Legen Sie das Kissen (oder die Nackenrolle) vor eine Wand. Nun legen Sie sich so hin, dass Ihr Po auf dem Kissen ruht. Legen Sie die Beine so gerade an der Wand ab, wie Sie können, ohne Gewalt auszuüben. Im Idealfall bilden Beine und Oberkörper einen Winkel von 90 Grad. Die Arme ruhen neben dem Körper, die Handflächen zeigen nach oben. Schließen Sie die Augen und atmen Sie tief ein und aus, sodass sich alle körperlichen und seelischen Spannungen lösen können.

Ein Mittagsschlaf hat viele Vorzüge: Wir sind danach aufmerksamer, und wir erledigen körperliche wie geistige Aufgaben besser, weil wir Spannung abbauen. Das wurde durch unzählige wissenschaftliche Untersuchungen bewiesen. Die bekannteste ist wohl die Studie, die die NASA an ihren Piloten vornahm: Deren Aufmerksamkeit hatte sich nach einer 26-minütigen Siesta um 54 Prozent verbessert, ihre Leistungsfähigkeit um ganze 35 Prozent.

Doch eine Siesta darf nicht zu lang ausfallen, soll sie die genannten positiven Wirkungen haben, höchstens zwischen zehn und dreißig Minuten. Ein längerer Mittagsschlaf kann sich unter Umständen störend auf Ihre Nachtruhe auswirken. Idealerweise legen Sie sich nach dem Mittagessen hin, also zwischen 13.00 und 15.00 Uhr, und das möglichst in einem abgedunkelten, ruhigen Raum. Die Wirkung ist garantiert: Danach werden Sie durchstarten wie eine Rakete! Wie die Cracks von der NASA eben.

Zu viele Schlafmittel vernebeln das Gehirn

Wer des Öfteren Schlafmittel nimmt, sollte wissen, dass es sich dabei um starke Medikamente handelt, weswegen es mitunter zu gravierenden Nebenwirkungen kommen kann. Und wie es so häufig der Fall ist, zahlt am Ende das Gehirn die Zeche. Nur hin und wieder oder über einen kürzeren Zeitraum eingenommen schaden die Pillen nicht, wenn Sie sie von Ihrem Arzt verschrieben bekommen. Eine zu lange oder zu häufige Einnahme aber schwächt Ihr Gedächtnis und Ihre kognitiven Fähigkeiten. Der Schlafmittelkonsum erhöht auch – vor allem bei älteren Menschen – das Risiko, eine Demenz zu entwickeln, wie eine vom *British Medical Journal* veröffentlichte Untersuchung belegt. Daher würde ich Ihnen raten, sich nicht mit Schlafmitteln vollzupumpen, sondern wie oben gezeigt lieber zu überlegen, was Sie an Ihren Schlafgewohnheiten ändern können, um sich mit Morpheus, dem Gott des Schlafs, zu versöhnen.

Unser Gehirn am Bildschirm

Die digitale Revolution

Manchmal frage ich mich, was wir vor der Erfindung des Computers gemacht haben. Denn die einzigen Speichermedien, die wir damals hatten, waren Papier und unser Gehirn (was heißt, dass wir schreiben und das Geschriebene ablegen mussten, was viel Zeit erforderte, viel Platz, einen Blick fürs Wesentliche sowie einen gewissen Ordnungssinn, der auch nicht jedermann in die Wiege gelegt ist). Der Computer mit Internetanschluss war da die ideale Lösung: Er ordnet, legt ab, speichert, klassifiziert, findet wieder – kurz gesagt: Er macht vieles, was vorher das Gehirn hätte tun müssen, und noch Zahlreiches darüber hinaus. Und das Gehirn kapiert ja bekanntlich schnell. Sobald es einmal erkannt hat, dass sämtliche Informationen mit ein paar Mausklicks verfügbar sind, sieht es gar nicht mehr ein, warum es sich etwas merken soll. In dieser Hinsicht kann es dazu neigen, nur noch auf Sparflamme zu arbeiten und allmählich zu veröden. Da dürfen wir nicht mehr erwarten, dass unser Gedächtnis und unsere Fähigkeit, Zusammenhänge zu erkennen, sich durch Übung verbessern.

Doch das Ganze hat auch eine gute Seite, und die hat eben mit den zahlreichen Informationen zu tun, auf die wir im Internet stoßen. Der Computer überschüttet uns ja geradezu damit, selbst mit solchen, nach denen wir gar nicht explizit gesucht haben. Und natürlich können wir über diese Informationen nachdenken, was ja wiederum Aufgabe unseres Gehirns ist.

Aber nehmen wir uns denn auch wirklich die Zeit zur Reflexion? Oder verdammt uns die Informationsflut nicht vielmehr automatisch zur Oberflächlichkeit? Das ist eben das zweischneidige Schwert, mit dem uns das Informationszeitalter konfrontiert: Einerseits lernen wir durch unsere Entdeckungen viel dazu. Das kann unser Gehirn fordern, es auf Trab halten und dazu beitragen, neue Fähigkeiten zu entwickeln wie beispielsweise die Selektion und Verarbeitung vieler Informationen. Andererseits besteht durchaus die Gefahr, dass wir uns ganz auf die Kapazitäten unserer Mikrochips verlassen, die so praktisch, so schnell und quasi unschlagbar sind, dass das Gehirn eine Arbeitszeitverkürzung beschließt und sich vornehmlich Aktivitäten widmet, die weniger Anstrengung erfordern.

Genau da liegt der Hund begraben: Man gerät nämlich schnell in Versuchung, sich fast nur noch mit leichter Kost zu beschäftigen, sich ununterbrochen irgendwelche Videos anzuschauen und über so tiefschürfende Themen zu chatten wie »Hallo, wie geht's dir?«, »Gut, und dir?«, »Auch gut. Was läuft denn so?«, »Nichts, und bei dir?« … Sie merken, worauf ich hinauswill. Das Internet stellt unbestritten einen gewaltigen Fortschritt dar, aber haben Sie sich schon mal gefragt, was Sie mit diesem Fortschritt eigentlich anfangen wollen? Wenn Sie eine Antwort auf diese Frage gefunden haben, wissen Sie, was die digitale Revolution Ihrem Gehirn bringt. Oder auch nicht.

Sport, Laufen, Action, Abenteuer, Fußball, Schießen, manchmal sogar all das zusammen – es gibt keinen Bereich, der nicht als Vorlage für Videospiele gedient hätte. Videospiele sind heute ein fester Bestandteil der Freizeitgestaltung junger Menschen. Umgekehrt gehört es fast zum guten Ton, sich darüber aufzuregen. Sie sollen ja so aggressiv machen und vieles andere mehr.

Zu diesem Thema wurden mehrere wissenschaftliche Untersuchungen durchgeführt, die eine solche Auffassung keineswegs bestätigen. Vielmehr können Videospiele die Entwicklung bestimmter Fähigkeiten unseres Gehirns sogar positiv beeinflussen! Ein Teenie, der am Joystick sitzt, steigert seine visuellen Fähigkeiten: Seine Aufmerksamkeit ist gefordert, und er muss gleichzeitig eine ganze Reihe von Daten berücksichtigen. Außerdem muss er blitzartig von einer Aufgabe zur anderen wechseln können.

So weit, so gut. Natürlich sollte man auch hier – wie bei allem anderen – Exzesse vermeiden. Das Gehirn weiß es zu schätzen, wenn es nicht immer dieselben Aufgaben erledigen muss.

Digitale Entwöhnung

Der Bildschirm ist also ein Tor zur Welt, das für uns alle weit offen steht. Daher kann er zum besten Freund des Gehirns werden: Man liest, lernt, konzentriert sich und denkt nach. Man diskutiert mit anderen, hat viel zu lachen. Toll! Aber der Computer hält uns auch davon ab, vor die Tür zu gehen, uns zu bewegen und frische Luft zu schnappen. Er verdammt uns zu einem ungesunden Leben im Sitzen, und er wirkt sich störend auf unseren Schlaf aus, der eine gewisse Tiefe erreichen muss, wenn unsere Neuronen sich regenerieren sollen. Insofern kann der Computer der schlimmste Feind unseres Gehirns sein.

Die Frage ist nicht, wie wir dem Computer gänzlich aus dem Weg gehen können, denn mittlerweile ist der Umgang mit ihm in den meisten Berufen unvermeidlich geworden, und auch im Privaten sorgt er für allerlei Erleichterungen. Das gute Stück hat unsere Art zu leben ein für alle Mal verändert. Dennoch sollte man sich fragen, ob man wirklich so viel Zeit vor dem

Bildschirm verbringen muss, wenn er uns quasi magnetisch anzieht und quasi süchtig macht. Also, wie wäre es? Lust auf eine Entgiftungskur?

Wenn Sie zu der Ansicht gelangt sind, dass Sie »Gefangener« des Bildschirms zu werden drohen, dass Sie viel zu viel Zeit davor verbringen und dass die digitale Grenze zwischen Arbeit und Privatleben in Ihrem Fall schon mehr als durchlässig ist, dann möchte ich Ihnen folgende zehn Punkte ans Herz legen, die Ihnen helfen werden, den Ausstieg aus der Bildschirmsucht zu schaffen und den Umgang auf ein moderates Maß zu beschränken. Denn ich spreche nicht von ungefähr über »Entwöhnung«. Es handelt sich tatsächlich um einen Entzug, der dem bei Drogen nicht unähnlich ist!

1. Formulieren Sie ein paar einfache Fragen

Für den Anfang können Sie sich vielleicht die beiden folgenden Fragen stellen (wobei ich Smartphones und Tablets natürlich auch zu den Computern zähle):

1. »Wie viele Computer besitze ich?«
2. »Wie oft am Tag gehe ich an meine(n) Computer?«

Die erste Frage ist ja vergleichsweise leicht zu beantworten, die zweite schon weniger. Wer zählt da immer mit? Doch es ist durchaus sinnvoll, sich mal die Zeit dafür zu nehmen. Kann es sein, dass die Anzahl der Stunden Ihnen Schwindel verursacht? Aber keine Schuldgefühle, bitte! Ständig online zu sein wird heute überall als Selbstverständlichkeit betrachtet. Das vernetzte Smartphone zum Beispiel hat den Terminkalender ersetzt, das Adressbuch, den Fotoapparat, den MP3-Player und was es da noch so alles gibt. Da es all unsere Angelegenheiten elektronisch organisiert, ist es zu unserem »besten Freund« geworden.

In jedem paradiesischen Apfel steckt jedoch ein Wurm, und der geht von selbst auch nicht heraus. Wenn Sie sich dieser Abhängigkeit bewusst werden, haben Sie aber einen bedeutenden Schritt getan. Denken Sie nicht auch, dass es angeraten wäre, sich ein bisschen von der Zeit zurückzuerobern, die das Smartphone Ihnen genommen hat? Wie das gehen soll? Indem Sie es beispielsweise schon mal auf dem Weg von und zu der Arbeit in der Tasche stecken lassen. Und das Tablet natürlich auch! Keine SMS, keine Mails, kein Twitter, kein Facebook … Erweitern Sie diese »Auszeiten« allmählich. Lassen Sie stattdessen Ihre Gedanken schweifen und genießen Sie geistig glückliche Momente. Das hat den Datenraten des mobilen Internets doch noch so einiges voraus!

2. Wie wär's mit einer »handyfreien Zone«?

Mittlerweile haben Sie ja ermittelt, wie viele Stunden Sie täglich vor dem Computer im Büro verbringen, mit dem Smartphone in der Küche und dem Tablet im Wohnzimmer und im Bett. Damit ist jetzt Schluss! Machen Sie sich klar, dass Sie allein dafür verantwortlich sind, wie viel Zeit Sie über die Berufstätigkeit hinaus mit dem Computer verbringen. Wer zwingt Sie denn, Ihre Techno-Spielzeuge überallhin mitzuschleppen? Richtig: niemand. Ist es wirklich nötig, jederzeit erreichbar zu sein? Richtig: nein. Was für ein Interesse haben Sie denn, Ihre knapp bemessene Freizeit im Mobilfunknetz zu verbringen? Richtig: keines. Wenn Sie sich da Zurückhaltung auferlegen, werden Sie schnell einsehen, dass das Leben wunderbar sein kann, auch wenn man sich nicht fünfzigmal am Tag auf Facebook einloggt. Und wenn ich »fünfzigmal« sage, dann ist diese Zahl keineswegs aus der Luft gegriffen …

Um mit solch schlechten Angewohnheiten zu brechen, brauchen Sie Zonen, in denen Sie nicht online sind, zu Hause und in der Außenwelt. Das ist gar nicht so schwierig. Fangen wir mal mit der Toilette an. Geben Sie es ruhig zu: Sie haben Ihr Handy auch schon aufs Klo mitgenommen! Nun beschließen Sie einfach, dass es künftig draußen bleiben muss. Aber diese »handyfreien Zonen« lassen sich mühelos vergrößern. Es gibt ja auch schon Restaurants, die mit Schildern werben wie: »Kein Wi-Fi! Reden Sie mit Ihren Mitmenschen!« Das habe ich zumindest in einer schönen Brasserie auf Mallorca so gesehen. Es hat mich zum Lachen gebracht. Und zum Eintreten. Versuchen Sie es, und Sie werden eine erstaunliche Feststellung machen: Sie sind nicht online – und die Welt dreht sich weiter …

Wenn Ihnen klar ist, wo und wann Sie regelmäßig Ihr Smartphone zücken, werden Sie noch mehr Plätze finden, die Sie zur »handyfreien Zone« erklären können. Ihr Schlafzimmer zum Beispiel (das, wie der Name so richtig sagt, ja kein »Twitterzimmer« ist). Sie haben nämlich die Gewohnheit, abends noch mal kurz Ihre Mails und SMS zu checken, für den Fall, dass die Welt untergeht und Sie es sonst nicht gemerkt hätten. Oder das Badezimmer, in dem Sie Ihre Beine enthaaren oder sich schminken, während Sie so nebenbei auf dem Smartphone eine alte Serie schauen. Ihr Sofa, auf dem Sie sich herumlümmeln und fernsehen, während Sie aus dem Augenwinkel das Smartphone beobachten. Beim Essen, wo es mehr als unhöflich ist, dauernd auf das kleine spiegelnde Viereck zu blicken. Nun, vermutlich habe ich hier einiges übersehen. Aber darum geht es ja auch nicht. Sondern darum, dass Sie Ihre eigenen »handyfreien Zonen« finden.

3. Holen Sie sich Hilfe

Es ist schwierig, der Allgegenwart der Technik ganz allein Paroli zu bieten, wie es schwierig ist, im Alleingang auf Entzug zu gehen. Wenn Sie also Ihre Beziehung zur digitalen Welt ändern wollen, sagen Sie Ihren Lieben Bescheid. Sie werden Sie unterstützen, weil sie Sie mögen. Haben Sie das Gefühl, dass die Leute sich anfangs über Sie lustig machen, tuscheln und lachen, dann lassen Sie sich davon nicht beeindrucken. Sie dürfen sicher sein, dass Sie die Lacher bald auf Ihrer Seite haben. Und bis dahin können Sie ihnen ja eine kleine Lektion erteilen, indem Sie ihnen unbekannte Wörter erklären wie die folgenden:

- *Phubbing*: Das ist ein zusammengesetztes Wort aus *phone* (»Telefon«) und *snubbing* (»ein der Umwelt gegenüber ablehnendes Verhalten«). Es bezeichnet eine sich immer stärker verbreitende Gewohnheit, nämlich die, in geselliger Runde ständig auf sein Handy zu starren.
- *Nomophobie*: Das ist die Angst, kein Mobiltelefon zur Hand zu haben und daher unerreichbar zu sein. Das Wort *nomophobia* wurde 2008 von den Briten erfunden. Die ersten beiden Silben stehen für *no mobile*, und *phobia* ist bekanntlich die »Angst«.
- *FOMO*: Auch dieser Begriff stammt aus dem Englischen und ist ein Akronym für *Fear Of Missing Out*, also die »Angst, etwas zu verpassen«, die die sozialen Netzwerke

und den dort vorherrschenden kontinuierlichen Informationsfluss befeuert.

Ich hoffe, diese neuen Wörter helfen Ihnen, den Austausch mit Ihren Bekannten zu intensivieren und einen fruchtbaren Dialog in Gang zu setzen.

4. Schlagen Sie die Technik mit ihren eigenen Waffen!

Ihr Smartphone kann alles? Na, super! Dann gehen Sie doch Ihre digitale Abhängigkeit mithilfe der Technik an! Sie haben sicher schon bemerkt, dass Ihr Handy beziehungsweise Tablet einen Flugmodus besitzt, der die Kommunikationsfunktionen Ihres Geräts außer Kraft setzt. Und Sie müssen gar nicht in den Flieger steigen, um ihn zu aktivieren. Der Flugmodus sichert Ihnen ein bisschen Ruhe, damit Sie sich auf jene Dinge konzentrieren können, die Sie sonst noch so zu tun haben. Sie werden merken, dass all die Kleinigkeiten, derentwegen man Sie ständig kontaktiert, sich ganz von selbst erledigen, wenn Sie nicht erreichbar sind.

Die Facebook-Fans unter uns wissen auch, dass es die Möglichkeit gibt, die Call-Funktion des Messengers auszuschalten. Oder bestimmte Personen zu blocken, die dann nicht sehen, wenn Sie online sind. Nutzen Sie diese Funktionen, um jene Kontakte auszuschalten, die Ihnen auf die Nerven gehen.

Was Ihre »Freunde« auf Facebook und in anderen sozialen Netzwerken angeht (wobei es sich ja meist um dieselben Personen handelt), sollten Sie sich klarmachen, dass Qualität mehr zählt als Quantität. Der britische Anthropologe Robin Dunbar schätzt, dass ein Mensch nicht mehr als 150 Beziehungen zu verschiedenen Menschen eingehen kann. Ausgehend von Dunbars These haben zwei amerikanische Wissenschaftler nachgewiesen, dass ohnehin nur jene fünfzehn Menschen Einfluss auf unser Leben haben, die uns am nächsten stehen.

Wer dann seinen digitalen Kommunikationswahn noch nicht im Griff hat, kann sich eine App herunterladen, mithilfe deren er sein Smartphone für eine bestimmte Zeit für sich selbst sperren kann. Und diese Sperre lässt sich nicht rückgängig machen. Wenn Sie das Gerät dann doch brauchen sollten, müssen Sie warten, bis es sich von selbst entriegelt.

5. Räumen Sie auf!

Der Großteil Ihrer Internetverbindungen erleichtert Ihnen das Leben oder macht Ihnen zumindest Freude, doch es gibt auch solche, die Ihnen nur Zeit rauben und Stress verursachen. Überlegen Sie mal: Wie viele Apps verwenden Sie wirklich regelmäßig? Ich bin überzeugt, dass Sie die an den Fingern einer, vielleicht auch zweier Hände abzählen können. Die anderen beleben vielleicht den Bildschirm und verbrauchen nur Speicherplatz.

Also nichts wie ran ans Großreinemachen! Löschen Sie alles, was Sie nicht wirklich brauchen. Ich denke dabei an Apps zum Einkaufen, die Sie nur einmal genutzt haben. An Infoseiten, die sich zum Verwechseln ähnlich sind. An all die Spiele, die Sie längst schon nerven. Vergessen Sie nicht: Sie allein entscheiden, ob es wirklich nötig ist, dass Sie so viel Zeit damit vergeuden, sich den nächsten »digitalen Schuss« zu setzen.

6. Zeigen Sie es den Störenfrieden!

Ist Ihnen schon mal aufgefallen, dass es in beruflicher wie in privater Hinsicht immer nur eine Handvoll Leute sind, die gut drei Viertel Ihrer Probleme verursachen? Es sind doch stets dieselben Verdächtigen. Ihre Erkennungszeichen: überfallartige Telefonanrufe, SMS im Minutentakt, Einladungen zu völlig unmöglichen Zeiten. Wegen jeder Kleinigkeit. Wenn Sie da nicht gegensteuern, wird sich daran auch nie etwas ändern.

Schluss mit den ewigen Störungen: Setzen Sie Grenzen! Erstellen Sie eine Liste der notorischen Störenfriede und geben Sie ihnen zu verstehen, dass Sie von jetzt an nur noch eine Form der Kommunikation akzeptieren: Telefonanrufe *oder* SMS *oder* E-Mails. Nicht alles parallel. Sie sind es schließlich, die etwas von Ihnen wollen. Dann müssen sie sich auch an Ihre Spielregeln halten. Signalisieren Sie ihnen zudem, wann Sie problemlos zu erreichen sind. Und machen Sie außerdem klar, dass sie ihre Anfragen tunlichst zusammenfassen sollen. Sonst bekommen Sie wegen jeder Kleinigkeit eine Mail oder SMS. Wenn Sie das deutlich gemacht haben, werden Sie bald feststellen, dass Sie deutlich mehr Zeit und Energie haben, denn all die »kleinen« Störungen hatten Sie ganz schön Kraft gekostet.

7. Trennen Sie Berufs- und Privatleben

Mittlerweile organisieren wir ja Berufliches und Privates durchweg auf demselben Smartphone. Wenn Sie meinen Computer durchstöberten, fänden Sie da Ideen für die nächste TV-Sendung und die Rechnung von den Stadtwerken, einzelne Kapitel aus meinem nächsten Buch und das Rezept für die Rhabarbertarte meiner Tante, unerledigte Mails und Fotos, die ich noch einsortieren muss. Dieser Mischmasch ist ebenso praktisch wie riskant.

Es ist schon in Ordnung, wenn Sie alles auf einem Gerät verwalten, aber Sie sollten darauf achten, dass Sie nicht ständig mehrere Fenster zugleich geöffnet haben. Denn das lenkt ab. Es macht Sie langsamer bei der Arbeit. Und wenn Sie jedes Mal gleich auf irgendwelche Nachrichten reagieren, sendet dies das falsche Signal an all jene Menschen, die ohnehin schon glauben, dass Sie jederzeit für sie verfügbar wären, weil Sie ganz offensichtlich nichts zu tun hätten.

Doch aufgemerkt! Ich will Sie hier weder zur Trägheit animieren noch dazu, sich zurückzuziehen. Ich gehe nur davon aus, dass Sie viel Arbeit haben und zeitlich dementsprechend gefordert sind. Wenn Sie sich also an den Computer setzen, dann fragen Sie sich, warum: aus persönlichen oder beruflichen Gründen? Sollten Sie feststellen, dass keins von beidem zutrifft und Sie das Gerät nur anwerfen, um Ihre Mails zum x-ten Mal zu checken oder »einfach so« zu sehen, ob sich nicht online was tut, dann lassen Sie's besser!

8. Kein Multitasking!

Ihr Computer gibt Ihnen das Gefühl, 25 Gehirne zu haben und ein unfehlbares Gedächtnis? Schön für ihn. Sie aber sind ein menschliches Wesen, das Grenzen hat und nur ein Gehirn. Und dieses Gehirn ist nicht multitaskingfähig. Anders ausgedrückt: Alles, was über zwei Aktivitäten gleichzeitig hinausgeht, überfordert es. Damit meine ich natürlich Tätigkeiten, die ein Minimum an Konzentration erfordern: Wenn es nur darum geht,

Tischtennis zu spielen und gleichzeitig Kaugummi zu kauen, sind wir alle Genies ... Sie sollten sich nicht unnötig ermüden. Arbeiten Sie Informationen nacheinander ab. Nur so bleibt das Gehirn auf der Höhe seiner Leistungsfähigkeit und vermeidet geistige Erschöpfung.

Praktisch gesehen heißt das: Wenn Sie an einem Bericht arbeiten, dann hören Sie keine Musik. Der Genuss ist viel größer, wenn Sie ganz Ohr sein können. Aber egal, was Sie am Computer gerade erledigen, sorgen Sie dafür, dass Sie nicht durch das ständige Alarmsignal eingehender Mails, dem kein menschliches Gehirn wirklich widerstehen kann, gestört werden. Wenn Sie Ihre Arbeit unterbrechen, um diese Mails zu lesen, richten Sie Ihre Aufmerksamkeit auf etwas anderes als das, was Sie gerade tun wollten. Die Natur hat uns aber so programmiert, dass wir nach einer solchen Unterbrechung mindestens eine Minute brauchen, um unseren ursprünglichen Gedankengang wiederaufzunehmen. Ergo: Wenn Sie in einer Stunde zehn Mails überfliegen, dann sind das zehn verlorene Minuten.

9. Bildschirm ist nicht gleich Bildschirm

Viele Menschen wissen das nicht, aber Bildschirme sind sich nur bedingt ähnlich. So stimuliert das Licht von Handy und Tablet das Gehirn sehr viel stärker als der Fernsehapparat. Wenn Sie also abends gar nicht ohne Bildschirm auskommen, dann stellen Sie lieber Ihren Fernseher an und geben Sie sich der passiven Berieselung hin (ich kenne da Sendungen, die in Sachen Einschlafförderung wahre Wunder wirken ...), statt Ihr Tablet einzuschalten. Denn vorm Fernseher müssen Sie nicht klicken oder wischen oder sonst was machen: Interaktion ist am

TV schlicht nicht vorgesehen. Mobiltelefone und Tablets aber halten uns wach, regen das Gehirn an und verführen uns von Klick zu Klick. Von den Spielen mal ganz abgesehen, die uns immer hoch und heilig eine »letzte« Ebene versprechen, die in Wirklichkeit stets die vorletzte ist.

Und je kleiner der Bildschirm, umso »giftiger« ist er auch. Handy- und Tablet-Bildschirme strahlen ein blaues Licht aus, das der Netzhaut schadet und – jüngsten Studien zufolge – die Produktion des Schlafhormons Melatonin herabsetzt. Natürlich gibt es Apps, die dieses blaue Licht durch Orangefilter unschädlich machen, aber hierzu fällt mir nur ein, was ich bereits gesagt habe: Verbannen Sie alles, was ein Display hat, lieber ganz aus Ihrem Schlafzimmer und ersetzen Sie es durch ein gutes Buch!

Jetzt halten Sie mir vermutlich empört entgegen: »Aber ich brauche mein Handy auf dem Nachttisch! Schließlich dient es mir als Wecker!« Und ich sage dann: »Ein Wecker? Gute Idee. Kaufen Sie sich einen mit zwei Zeigern!« In diesem Fall ist Vintage mal wirklich angesagt, denn dieses altmodische Objekt wird Sie nicht mit Funkwellen überfluten.

10. Schluss mit all den Mail-Angeboten!

Ich staune jeden Tag wieder darüber, wie viele Menschen meine E-Mail-Adresse haben. Aber wenn ich so darüber nachdenke, ist dies letztlich meine eigene Schuld. Und Sie? Haben Sie nicht auch da und dort Ihre Mailadresse angegeben? Auf dem Teilnahmeformular für das Preisausschreiben Ihrer Supermarktkette zum Beispiel? In einem Online-Kaufhaus, in dem Sie am Ende doch nichts gekauft haben? Beim Newsletter des Fischereiverbandes, obwohl Sie einen Tiefkühl-Kabeljau nicht von einer Lachsforelle unterscheiden können? Und das Resultat? Sie erhalten Unmengen E-Mails, die mit Ihren eigentlichen Interessen nichts zu tun haben. Meist ist es Werbung, die sich tarnt als »Gelegenheit, die Sie nicht verpassen sollten«. Auch hier ist ein Großreinemachen keine schlechte Idee. Bei all den Mails gibt es ganz unten ein Kästchen oder einen Link, mit dem Sie sich abmelden können. Und aktivieren Sie den Spamfilter in Ihrem Mailprogramm. Dann verlieren Sie wenigstens keine Zeit mehr mit der Lektüre von Texten, die Sie überhaupt nicht interessieren. Und Ihr Mail-Briefkasten ist auch nicht mehr ständig überfüllt.

All diese Ratschläge zeigen vor allem eins: Das Problem liegt weniger bei den omnipräsenten Displays in unserem Leben als vielmehr an dem Gebrauch, den wir davon machen. Wir setzen dem beruflichen und sozialen Druck, ständig online zu sein, einfach zu wenig Widerstand entgegen. Wenn wir aber mal den Kopf heben und uns in der Welt umschauen, dann können wir auch lernen, mit dem Internet richtig umzugehen. Dazu gehört, dass wir nur dann surfen, wenn es sinnvoll oder nötig ist (wir wollen einen Platz im Restaurant reservieren, auf Wikipedia etwas nachschlagen, auf eine wichtige Mail antworten …). Und nicht, weil wir einen unwiderstehlichen Drang verspüren, online zu sein. Sie verstehen den Unterschied. Schließlich ist alles eine Frage der Dosierung. Jeder Ausflug ins Netz sollte seine Gründe haben, ob sie nun beruflicher oder privater Natur sind.

Und l'@mour? Ja, ganz richtig, ich meine die »elektronische Liebe«, denn letztlich ist es das Bedürfnis, geliebt zu werden, das uns immer so viel Zeit im Internet verbringen lässt. Ständig Nachrichten auf Facebook, Twitter, Instagram oder LinkedIn zu bekommen bedeutet für viele, dass sie wichtig sind, dass sie in den Augen anderer einen Wert haben. Die Forschungsarbeiten meiner Psychologenkollegen zeigen jedoch, dass auch diese Art von Internetsucht letztlich die Antwort auf eine ganze Reihe von Ängsten ist: Angst, keine Anerkennung zu erhalten, nicht geliebt, nicht wertgeschätzt zu werden, für andere nicht zu existieren, seiner Macht beraubt zu werden ... Diese Besessenheit von dem, was andere von uns denken mögen, übt einen negativen Einfluss auf unsere Psyche aus.

Um einen ersten Schritt aus dieser Abwärtsspirale zu machen, sollten Sie sich einmal vergegenwärtigen, dass sich wirkliche Liebe und die Liebes»beweise«, die mit ihr einhergehen, doch nicht ausschließlich vor dem Bildschirm genießen lassen. Das ist ein höchst reales Live-Event!

Unser Gehirn im Stress

Was ist Stress?

Stress ist keine Krankheit, sondern ein völlig natürliches Phänomen und nicht per se etwas Negatives. Aber die Folgen, die übermäßiger oder permanenter Stress nach sich zieht, können unserer Gesundheit schaden. Eines ist gewiss: Niemand kann dem Stress entgehen. Wir sind genetisch auf ihn programmiert. Denn er ist eine physiologische Reaktion unseres Körpers auf bestimmte Reize – physische, psychische oder sinnliche –, die wir als Bedrohung erleben. Und das ist gut so: Dieser Reflex erlaubt dem Organismus, in kürzestmöglicher Zeit angemessen auf beunruhigende oder gefährliche, meist nicht vorhersehbare Situationen zu reagieren.

Stress ist evolutionsgeschichtlich also ein Lebensretter! Bedauerlicherweise wächst die Zahl der stressauslösenden Reize heute immer mehr an. Sie überfluten unseren Alltag, und wir können uns vielfach nicht mehr zurückziehen (wie man früher in eine Höhle flüchtete) oder uns angemessen verteidigen (wenn wir uns beispielsweise ungerecht vom Chef behandelt fühlen), wodurch das Stressniveau wieder sinken würde. Wir müssen stattdessen vielfach einstecken und damit umzugehen lernen. Die Folge ist, dass berufliche, soziale und familiäre Anforderungen sich für uns in Dauerstress verwandeln, auch wenn das eigentlich nicht nötig wäre.

Stress geht auf einen physiologischen Mechanismus zurück, der mittlerweile eingehend erforscht ist. Wir reagieren vielleicht nicht alle ganz genau gleich, doch der Mechanismus ist bei jedem Menschen derselbe. Zuerst nimmt unser Gehirn eine Bedrohung wahr und befiehlt dem Körper, sich darauf vorzubereiten. Puls und Atmung beschleunigen sich, die Muskeln spannen sich an, und das Nebennierenmark schüttet Adrenalin aus, das uns in den Kampf-oder-Flucht-Modus versetzt. Etwa zehn Minuten danach wird Cortisol ausgeschüttet, das uns vor den ungünstigen Folgen der Hochaktivierung bewahren soll.

Je länger der Stress nun anhält, umso länger wird der Körper diesem Aktivierungsmodus unterzogen. Das hat zur Folge, dass er bald nur noch auf Reserve läuft und schließlich total erschöpft ist. Die ersten charakteristischen Stresssymptome (Spannung im Nacken, im Rücken und in der restlichen Muskulatur, Verdauungsprobleme, Müdigkeit, Übelkeit, Erbrechen ...) führen so bald zu Herz-Kreislauf-Problemen und zu seelischen

Störungen. Zudem steigt das Risiko, andere Erkrankungen zu entwickeln.

Deshalb ist es so wichtig, mit Stress richtig umzugehen, denn das haben wir selbst in der Hand. Sie glauben mir nicht? Der Beweis: Stress ist das Resultat des Zusammenspiels von Stressauslöser (dem Ereignis, das Druck auslöst), Stressreaktion (der Reaktion unseres Körpers) und der Wahrnehmung des Stressauslösers (der Fähigkeit des Gehirns, mit der Information umzugehen). Sie sehen also, dass Stress aus drei Faktoren besteht und zwei davon einzig von uns abhängen, von unserer Psyche, unserer Erziehung, unserer geistigen Einstellung. Unsere Reaktion auf Stress und die Wahrnehmung des Stressauslösers können wir steuern. Wenn Sie das erst einmal akzeptiert haben, können Sie gegensteuern. Willkommen in Ihrem Innenleben!

Stress nutzt das Gehirn ab

Es mag ein wenig vereinfacht sein, aber gewöhnlich geht man davon aus, dass es positiven und negativen Stress gibt. Der Stress, der uns stimuliert, der Anreize schafft, der uns bei einer sportlichen oder beruflichen Herausforderung, an der uns etwas liegt, vor Energie bersten lässt, ist ein wertvoller Antrieb für unseren Organismus (»Eustress«, vom griechischen *eū* [»wohl, richtig, gut, leicht«]). Damit können wir bestens umgehen. Der Stress aber, der uns ständig gereizt reagieren lässt, der uns das Gefühl gibt, ununterbrochen unter Druck zu stehen, der uns unsere Brille suchen lässt, obwohl wir sie auf der Nase tragen, ist alles andere als lustig: Er schadet unserem Gehirn, dessen Größe, Funktion und Struktur sich zum Schlechteren verändert ... Sie werden zum passiven Stressopfer (»Disstress«, vom griechischen *dýs-* [»miss-, un-«]).

Doch es gibt viele Möglichkeiten, mit diesem modernen Übel umzugehen, vom Sport über die Meditation bis hin zu einer Neuordnung unserer Prioritäten, damit wir besser organisiert sind und dem Leben anders gegenübertreten können. Da der moderne Alltag leider Gelegenheiten zuhauf bietet, Ängste und Depressionen zu entwickeln oder unser Gedächtnis lahmzulegen, brauchen wir mit dem Stress nicht noch eins draufzusetzen ... Um hier Abhilfe zu schaffen, müssen wir uns zuallererst mit unserem Gehirn beziehungsweise unserer Einstellung beschäftigen.

Zwei amerikanische Psychiater namens Thomas Holmes und Richard Rahe haben sich mit der seelischen Dimension von Stress befasst und einzuschätzen versucht, welche Ereignisse ganz besonders stresslastig sind. 1967 veröffentlichten sie dann ihr »Stressbarometer«, das Sie auf vielen Webseiten finden können (zum Beispiel unter dem Stichwort »Stressor« in der Wikipedia). Dabei steht ganz oben der Tod des Ehepartners (100 Punkte). Danach kommen beispielsweise die Scheidung (73 Punkte), der Tod eines nahen Angehörigen (63 Punkte), der Verlust der Arbeitsstelle (47 Punkte), die Pensionierung beziehungsweise der Renteneintritt (45 Punkte), eine Schwangerschaft (40 Punkte) oder erhebliche Einkommensveränderungen (38 Punkte). Wenn man anhand dieser Tabelle seine Punktzahl für ein Jahr zusammenrechnet, hat man einen Anhaltspunkt dafür, wie viel Druck sich im eigenen Leben aufgebaut hat. Das ist zwar nicht besonders wissenschaftlich, aber einen ungefähren Eindruck erhalten Sie so trotzdem. Bleibt das Stressniveau unter 150 Punkten, ist es moderat. Holmes und Rahe zufolge heißt dies, dass man eine 35-prozentige Wahrscheinlichkeit hat, während der nächsten zwei Jahre krank zu werden. Liegt es hingegen zwischen 150 und 300, ist der Stresspegel erhöht, und das Risiko zu erkranken steigt auf 51 Prozent. Mit mehr als 300 Punkten ist der Stresspegel stark erhöht, was das Risiko zu erkranken auf 81 Prozent treibt.

Aber natürlich kann man sich dem Berg auch von der Sonnenseite zuwenden und mit positiven Stressfaktoren gegenrechnen, etwa wie folgt: sich mit seinem Partner verstehen (76,3 Punkte), mit seinen Freunden gut auskommen (74,4 Punkte), guter Schlaf (69,7 Punkte) und sich im eigenen Heim wohlfühlen (65,6 Punkte). Auf diese Dinge sollten Sie tatsächlich achten, denn Sie helfen Ihnen, unter schwierigen Umständen den Kopf über Wasser zu halten und sich wieder auf bessere Zeiten zuzubewegen.

Jemand geht Ihnen auf die Nerven? Etwas lässt Ihnen keine Ruhe? Und Sie wissen nicht, was Sie dagegen tun können …? Sie ziehen sich zurück, schotten sich ab und leiden. Ein ganz einfacher Trick kann Ihnen da helfen. Und Sie brauchen dazu nur ein Blatt Papier und einen Stift. Schreiben Sie einen Brief (zum Beispiel an eine Bekannte oder ein Familienmitglied). Darin machen Sie allen Zweifeln, Fragen, Wutanfällen et cetera so richtig Luft. Sie bitten um Vergebung, bringen all die Entschuldigungen vor, die Sie nicht auszusprechen wagen – und schon reduziert sich der Stress ganz erheblich. Beruhigende Wirkung auf den Geist garantiert! Und was stellen Sie dann mit dem Brief an? Ach ja, natürlich zerreißen und entsorgen Sie ihn …

Stress und Geschlecht

Es gibt keinen weiblichen beziehungsweise männlichen Stress. Die beiden Geschlechter sind, was Stress betrifft, genau denselben Mechanismen unterworfen, die uns auf eine beunruhigende oder bedrohliche Situation vorbereiten sollen. Trotzdem unterscheidet sich ihre Reaktion auf das stressauslösende Ereignis.

Männer werden im Allgemeinen eher wütend und aggressiv oder greifen zum Alkohol. Frauen hingegen entwickeln Ängste und Depressionen. Doch das ist natürlich nicht immer so. Es gibt durchaus depressive Männer und bechernde Frauen. Dasselbe gilt für das Resultat einer wissenschaftlichen Untersuchung aus Kalifornien, die zeigt, dass Männer sich im Stressfall eher in sich selbst zurückziehen, während Frauen ihren Emotionen freien Lauf lassen. Die Forscher haben bei dieser Untersuchung vor allem jene Bereiche des Gehirns beobachtet, die uns helfen, die Emotionen anderer zu verstehen. Das ändert zwar nichts an den Tatsachen, doch es kann uns helfen, die Reaktionen des anderen besser zu verstehen. Und das ist doch schon ein erster Schritt hin zu mehr Gelassenheit.

So ein Kinderkram ...

Ich gehe jetzt ein großes Risiko ein: nämlich, dass Sie sich über mich lustig machen. Denn das, was ich Ihnen im Folgenden zu sagen habe, hört sich an, als säßen wir in der fünften Klasse. Doch ich mache mich lieber lächerlich (vielleicht ja nur ein bisschen), als Ihnen diese so simplen Ratschläge vorzuenthalten, deren Wirksamkeit ich aus eigener Erfahrung kenne.

Manchmal können schon kleine Maßnahmen eine enorme Wirkung entfalten. Es sind ja auch häufig Kleinigkeiten, die uns in tiefste Schwierigkeiten stürzen.

Chronische Müdigkeit? Schlechte Laune? Keine Lust zu gar nichts? Das riecht doch schon von Weitem nach Stress. Dann gibt es da die Leute, die Ihnen erzählen, dass »sich das alles schließlich nur im Kopf abspielt«. Andere meinen, dass Sie sich bloß ein bisschen mehr bewegen müssten. Und beide haben recht. Sport und Achtsamkeit auf das, was Sie sich selbst als Stress zufügen, sind probate Methoden, um bei bester Gesundheit zu bleiben. Daher werde ich Sie auch immer wieder darauf hinweisen. Was aber, wenn sich die Ursachen für Ihre schlechte Laune gar nicht nur im Kopf beziehungsweise im Körper finden, sondern in Ihrem Umfeld? Sind Sie sicher, dass Ihre Umgebung zu Ihrem Wohlbefinden beiträgt? Können Sie schwören, dass Sie alles getan haben, um sich besser zu fühlen? Wenn ja, dann nur weiter so. Wenn nicht, dann studieren Sie mal die folgende Aufzählung. Diese Tipps sollen Ihnen wieder ganz elementare Tatsachen ins Gedächtnis rufen, die im Alltag manchmal vergessen werden. Und ich rechne mich selbst ebenfalls zum Heer derer, die das einfache Glück und damit die Stressprävention immer wieder aus den Augen verlieren. Dass diese Ratschläge ganz unterschiedlichen Lebensbereichen entstammen, ist absolut gewollt. Denn wir sind schließlich alle verschieden. Picken Sie sich also heraus, was auf Sie am besten passt. Hier geht es nicht um eherne Grundsätze, sondern darum, dass Sie herausfinden, was Ihnen hilft. Sie höchstselbst sind nämlich der erste und ursprünglichste Quell Ihres Glücks.

1. Verrücken Sie Ihre Möbel

Und wenn Sie einfach mal alles umstellen? Natürlich lässt sich nicht jede Inneneinrichtung so einfach durcheinanderwirbeln, aber manchmal kann man seine Möbel ja anders anordnen. Stellen Sie doch den Tisch dorthin, wo das Sofa stand, das Sofa dorthin, wo Sie das Bücherregal hatten, und das Bücherregal rücken Sie dann in die Ecke, wo der Sessel von Oma stand, um diesen gegen das Tischchen auszutauschen – und so weiter und so fort. So können Sie mit minimalem finanziellem Aufwand Ihre ganze Wohnung neu »einrichten«. Und vermutlich ändert sich so auch Ihre Lebenseinstellung … Achten Sie dabei auf Ihre lieb gewordenen Gewohnheiten. Wenn Sie unglaublich gern in Omas Lehnsessel herumlümmeln und in einem Buch schmökern, sollte dieser möglichst nah an einer natürlichen Lichtquelle stehen. Den Esstisch stellen Sie nach Möglichkeit dorthin, wo der Blick in die Ferne schweifen kann, ans Fenster vielleicht oder vor die Terrassentür. Wenn Sie die Möbel umstellen, müssen Sie natürlich auch das Dekor verändern, beispielsweise die Bilder umhängen, die Ihre Wände schmücken.

2. Finden Sie Ihr Kultfoto

Durchstöbern Sie Ihre Fotoalben – real oder virtuell – und suchen Sie nach dem Bild, das positive Erinnerungen in Ihnen weckt, zum Beispiel an einen Moment der Freundschaft, einen Ort, den Sie lieben, einen magischen Augenblick, eine Umgebung, die Ihnen fehlt, einen Anblick, der Sie tief bewegt. Oder ganz einfach ein Bild, das Sie von Ihrer besten Seite zeigt. Echt jetzt! Es ist an der Zeit, dieses Bild aus der Versenkung zu holen, es vergrößern zu lassen und ihm den Rahmen zu geben, den es verdient. Sie haben da schließlich einzigartige Bilder. So außergewöhnlich wie Ihr Leben. Ein schöner Rahmen hebt diesen Moment hervor, und wenn Sie daraus eine hübsche Ausstellung machen, werden Sie das Interesse Ihrer Gäste wecken. Gibt es eine spannendere Art, eine Unterhaltung zu beginnen: »Wo war das denn? Und wann? Erzähl doch mal ...«

3. Zu viel Krimskrams ist nur lästig

Brauchen Sie das wirklich alles, was Sie so aufbewahren? Lassen Sie Ihren Blick über Regale und Fensterbänke, Tische und Kommoden wandern. Sicher entdecken Sie eine ganze Reihe von Gegenständen, die sozusagen mit der Einrichtung verwachsen sind, sodass Sie sie gar nicht mehr richtig wahrnehmen. Verdienen wirklich alle Ihre Aufmerksamkeit? Macht ihr emotionaler Wert sie wirklich unverzichtbar? Wecken Sie tatsächlich alle unvergessliche Erinnerungen? Wenn Sie auf eine dieser Fragen mit »Nein« geantwortet haben, dann sollten Sie's drauf ankommen lassen. Machen Sie buchstäblich »reinen Tisch« und lichten Sie Ihre Räume – parallel dazu lichtet sich Ihr Geist von unnötigen Stressoren. Darüber hinaus stehen gleich ein paar Staubfänger weniger herum. Das aber, was stehen bleibt, ist wirklich das, was Ihr Herz begehrt.

4. Waschen Sie sich die Haare

Ich bin sicher, dass Sie das regelmäßig tun! Dennoch ziehen fettige oder schlecht geschnittene Haare uns runter. So signalisieren Sie Ihrer Umwelt nur, dass Sie sich gehenlassen. Und jeder wird es, bewusst oder unbewusst, bemerken, wenn Sie hier den Schalter umlegen. Denn schön und gepflegt zu sein funktioniert immer: Ob Mann oder Frau, nehmen Sie sich die Zeit, sich etwas Gutes zu tun. Kaufen Sie sich eine vernünftige Feuchtigkeitscreme (da können die preisgünstigeren durchaus die besseren sein), damit Sie nicht mit roten Flecken im Gesicht herumlaufen. Sie werden sehen: Es braucht nicht viel, damit der Mensch, der Ihnen morgens aus dem Spiegel entgegenblickt, Würde und Heiterkeit ausstrahlt ... Und diese Reaktion natürlich auch bei allen Menschen auslöst, die ihm begegnen.

5. Öffnen Sie die Fenster

Winter wie Sommer, Frühling wie Herbst sollten Sie darauf achten, dass Sie in Ihren Räumen genug Luft bekommen. Und frische Luft tut auch Ihrem Kopf gut. Ich verstehe ja, dass Sie da so Ihre Zweifel haben, vor allem, wenn das Wetter nicht mitspielt, aber es genügen schon zehn Minuten, und es weht ein anderer Wind, im buchstäblichen wie im übertragenen Sinne. In unseren Wohnungen stehen heute so viele Geräte, die die Raumluft beeinträchtigen. Das Badezimmer ist feucht. Manche Tapeten oder Teppichböden sind wahre Mikroben- und Staubfänger. Wenn Sie da nichts tun, führt das ganz schnell zu Kopfschmerzen.

6. Räumen Sie auf

Ich kenne Ordnungsfanatiker, die nie etwas finden, und absolute »Messies«, die aus dem Chaos, das sie umgibt, mit sicherem Griff sofort das eine Blatt Papier fischen, das sie brauchen. Jedem das Seine. Aber ich möchte Ihnen trotzdem raten, in Ihren Schubladen und Schränken ein Minimum an Ordnung zu halten. Die Unterwäsche zur Unterwäsche, die Gürtel zu den Gürteln, die Handtücher zu den … Sie wissen, was ich meine. Denn wenn Sie Ordnung zwischen Ihren Sachen machen, dann machen Sie auch Ordnung im Kopf, was nicht unerheblich der Stressminimierung dient. Und Sie verlieren keine Zeit für das Versteckspiel mit Ihrem Schal, Ihrem Portemonnaie, Ihrer Brille oder mit den strengen Worten an den Rest der Familie: »Wer war da wieder an meinen Sachen?«

7. Sagen Sie guten Tag!

Natürlich sind Sie ein höflicher Mensch. Doch sind Sie sicher, dass Sie nie eine Gelegenheit verpassen, guten Tag zu sagen? Wenn Sie in den Aufzug steigen, in den Bus und wenn Sie an die Supermarktkasse kommen. Sie glauben gar nicht, was diese magischen Worte bei den Menschen bewirken, an die sie gerichtet werden. Gewöhnlich lächeln die Leute und antworten Ihnen. Heißt es nicht immer: »Gebe und dir wird gegeben«? Ja, das ist pures Zen.

Also – seien Sie freigebig mit Ihren Grüßen! Für den Nachbarn, den Paketboten, den Kellner, den Lieferanten, den Lebensmittelhändler, die junge Dame an der Kasse, den unbekannten Busfahrer. Gleich wachsen Sie um ein paar Zentimeter und fühlen sich besser. Natürlich klappt das auch mit »Guten Abend« und »Schönen Tag noch«.

8. Schluss mit der Einsamkeit!

Mitunter muss man sich von der Geschäftigkeit der Welt zurückziehen. Das kann wichtig sein, um neue Kraft zu schöpfen. Doch sollte man sich nie des Vergnügens berauben, neue Leute kennenzulernen und bekannte besser zu verstehen. Fördern Sie gezielt Ihre sozialen Fähigkeiten. Melden Sie sich bei Menschen, die Sie schätzen, selbst wenn Sie sie nur selten zu Gesicht bekommen. Werden Sie Mitglied in einem Verein, einem Fitnessstudio oder einer Theatergruppe. Denn nur wenn Sie mit anderen zusammen sind, nehmen Sie wirklich einen einzigartigen Platz ein, den so nur Sie ausfüllen können. Sie selbst zu sein ist die beste Methode, die Wertschätzung anderer zu gewinnen, was wiederum unser Selbstwertgefühl stärkt.

Trotzdem können Sie der Einsamkeit nicht mit ein paar Klicks entfliehen: Hinter Ihrem Bildschirm sitzen Sie allein, selbst wenn Sie sich durch ein Dutzend Messengerdienste mit der halben Welt verbunden glauben. Das Internet scheint uns einander näher zu bringen, in Wirklichkeit jedoch entfernt es uns voneinander. Eine amerikanische Forschergruppe hat in einer Studie den Einfluss des Internets auf unsere sozialen Beziehungen für die Jahre 1985 bis 2004 untersucht. Das Ergebnis spricht eine deutliche Sprache: 1985 führten die Menschen im Durchschnitt intensive Gespräche mit durchschnittlich 2,94 Personen pro Tag. 2004 war diese Zahl dann auf 2,08 gefallen. Und seit dieser Zeit hat sich das Internet noch stärker in unser Leben gedrängt. Wie niedrig mag sie wohl heute liegen?

9. Spielen Sie doch mal auf altmodische Art und Weise

So schick es im digitalen Zeitalter auch sein mag, ständig vorm Bildschirm zu hängen, so hat es doch gleichwohl seinen Charme, wieder mal einen Spieleklassiker hervorzuholen: von Scrabble über Monopoly bis zu Trivial Pursuit, Dame oder Mensch ärgere Dich nicht. Es gibt auch eine ganze Reihe neuer und innovativer Brettspiele. Jedenfalls ist dies eine sichere Methode, in der Gruppe Spaß zu haben. Das gilt vor allem für Familien, in denen es die Kinder den Eltern beim Spielen mal so richtig zeigen können. Und dabei ihre intellektuellen Fähigkeiten entwickeln. Sie lernen zu beobachten, Situationen schnell einzuschätzen und das Verhalten des Gegners zu analysieren, darauf je nach Kontext richtig zu reagieren, also angemessen mit Stress umzugehen – und all dies, ohne dass ihnen jemand sagen kann, was sie tun sollen. Das schult die Fähigkeit zum logischen Schlussfolgern und das Gedächtnis, denn es kommt ja immer wieder vor, dass sich eine Spiel-(Stress-)Situation wiederholt und man sie erneut meistern muss.

10. Zahlen Sie Ihre Rechnungen fristgemäß

Haben Sie es auch schon in den Medien vernommen? Es gibt Menschen mit »administrativer Phobie«. Das sind sozusagen die »Rechnungs-Messies«. Bei ihnen sammeln sich Rechnungen zu unbeherrschbaren Stapeln an. Dem lässt sich allerdings leicht begegnen: Zahlen Sie Ihre Rechnungen einfach sofort und vermeiden Sie so unnötigen Stress!
Wie oft haben Sie schon einen Briefumschlag geöffnet, auf den zu zahlenden Betrag der Rechnung geschaut und diese

dann einfach liegen lassen, bis sich die Mahnungen plötzlich häuften? Nie? Alle Achtung! Schon öfter? Ja, ich kenne das … Diese lästigen Kleinigkeiten, die man sofort loswerden könnte, vernebeln unseren Verstand. Man denkt ständig daran, aber nie zum geeigneten Zeitpunkt. Irgendwo hat man sie immer im Hinterkopf. Das ist ein ganz schöner Stress! Die Lösung: Lassen Sie alles abbuchen. Beim Lastschriftverfahren können Ihre Gläubiger sich einfach bedienen. Das werden sie ohnehin tun. Manchmal mit einer saftigen Mahngebühr. Was wir nicht mehr erledigen müssen, belastet auch unseren Kopf nicht länger.

Neonlicht und andere Formen des Kunstlichts verursachen körperlichen Stress und geistige Erschöpfung. Aus diesem Grund sollten Sie Ihre Pausen nutzen, um einen kleinen Rundgang durchs Viertel zu machen. Wenn Sie die Möglichkeit haben, setzen Sie Gesicht und Unterarme eine Viertelstunde lang natürlichem Licht aus. So kurbeln Sie die Vitamin-D-Produktion der Haut an. Natürliches Vitamin D dürfen Sie ruhig auch als Nahrungsergänzungsmittel einnehmen.

Atmen Sie den Stress weg

Es gibt zwei Formen der Atmung: Brust- (mit dem Brustkorb) und Zwerchfellatmung (mit dem Bauch). Erstere wird eigentlich nur bei erhöhter Belastung »zugeschaltet«, Letztere gilt als die natürliche Atmung. Bei der Brustatmung weitet sich der Brustkorb, und die Schultern heben sich. Das Problem ist, dass sich die Lunge dabei nur halb füllt, was unsere Sauerstoffaufnahme behindert. So gerät unser Körper schnell unter Stress, selbst wenn dies kaum wahrnehmbar ist. Sie bekommen davon nichts mit, Ihr Gehirn aber umso mehr. Umgekehrt erlaubt die Zwerchfellatmung der Lunge, sich ganz mit Luft zu füllen. Beim Einatmen wölbt sich die Bauchdecke nach außen, das Zwerchfell sinkt nach unten, die Spannung in den Muskeln verringert sich. Auf diese Weise werden nicht nur die Bauchorgane regelmäßig massiert, Sie behalten auch den Stress im Griff: Das beruhigt unter Garantie.

Das ist für Sie bloß Theorie? Na, dann wollen wir es doch mal gleich zusammen ausprobieren:

- Setzen Sie sich aufrecht hin und legen Sie eine Hand auf den Brustkorb, die andere auf den Bauch (unterhalb des Nabels).
- Atmen Sie ganz natürlich ein und achten Sie darauf, welche Hand sich bei der Ein- und Ausatmung mitbewegt.
- Nun atmen Sie wieder ein, indem Sie bewusst den Bauch nach vorn wölben, während er sich bei der Ausatmung wieder Richtung Wirbelsäule bewegt.
- Beobachten Sie, spüren Sie nach.
- Nun machen Sie die gleiche Übung im Stehen.
- Atmen Sie drei- bis fünfmal tief in den Bauch hinein.
- Wiederholen Sie die Übung dreimal über den Tag verteilt.

Verwöhnen Sie Ihr Zwerchfell

Wenn Sie seelisch angespannt sind, zeigt sich das im Allgemeinen durch Spannungen im Bauch, in der Region um den Solarplexus (das Nervenzentrum des »Sonnengeflechts«). Das aber behindert die Bewegung des Zwerchfells. Dort liegt das ganze Problem: Nur wenn sich diese Muskel-Sehnen-Platte bewegt, kann sich die Lunge bis zu 80 Prozent füllen. Bewegt sich das Zwerchfell nicht, leidet die Atmung … Sobald sich unser Bauch also unter Stress verspannt, halten wir instinktiv den Atem an. Das hat dieselben negativen Auswirkungen wie eine Schlafapnoe (das Aussetzen der Atmung während des Schlafs).

Das Zwerchfell ist vorn durch Sehnen mit dem Brustbein verbunden, seitlich mit den Rippen und hinten mit den Lendenwirbeln. Es arbeitet also nicht isoliert, sondern hängt von der Mobilität des Skeletts ab. Sämtliche Spannungen setzen sich ins Zwerchfell fort, es ist eine Art Dominoeffekt. Sie sollten deshalb auf Ihr Zwerchfell achten. Schenken Sie ihm ein wenig Aufmerksamkeit. Überprüfen Sie, ob Sie tagsüber tief genug atmen, ob Ihr Bauch angespannt ist, ob Sie das Gefühl haben, einen »Knoten im Bauch« zu haben … Wenn dies zutrifft, dann ist das Zwerchfell verspannt. Was tun? Gibt es da eine Übung? Natürlich – massieren Sie Solarplexus und Zwerchfell mit der Handfläche:

- Legen Sie sich auf den Rücken.
- Platzieren Sie Ihre Hand knapp unter dem Brustkorb oberhalb der Magengrube. Nun massieren Sie mit der flachen Hand in kreisförmigen Bewegungen die Solarplexusregion im Gegenuhrzeigersinn.
- Insgesamt zehnmal.
- Dann legen Sie Daumen und Zeigefinger aneinander und massieren in kleinen kreisförmigen Bewegungen den Rippenbogen entlang nach unten, bis Sie bei den freien Rippen ganz unten ankommen.
- Machen Sie dies etwa sieben Minuten lang.

Magnesium spielt für den Umgang mit Stress eine ganz entscheidende Rolle: Es hilft, Spannungen in der Muskulatur abzubauen, verhindert Krämpfe und andere Stressreaktionen. Dummerweise wird das Magnesium in Stresszeiten immer weniger: Es macht sich sozusagen dünn. Und der Körper leidet unter diesem Mangel so sehr, dass er dem Stress nicht mehr effektiv begegnen kann. Daher sollten Sie beim Magnesium »volltanken«. Nehmen Sie möglichst viele Nahrungsmittel mit einem hohen Gehalt dieses so wertvollen Mineralstoffs zu sich, zum Beispiel grüne Gemüsesorten, Vollkornflocken, Nüsse und Samen, Hülsenfrüchte, Mineralwasser und in Maßen dunkle Schokolade.

Stress belastet den Rücken

Stress ist eine enorme Bürde für unseren Rücken. Sie können sich nicht mehr aufrecht halten. Sie atmen schlecht. Was wiederum den Stress verstärkt. Sicher wissen Sie um die Wichtigkeit einer guten Körperhaltung. Lang anhaltender Stress belastet nicht nur die Wirbelsäule. Am Ende zahlt auch das Gehirn seinen Preis.

Ein runder Rücken behindert im Grunde alle möglichen Körperfunktionen. Man zieht sich förmlich in sich zurück, und es entstehen Verspannungen in der Bauchregion, die seelische Probleme mit sich bringen: Man ist niedergeschlagen und verliert die Selbstachtung. Wenn dann noch die Gefühle in Aufruhr sind (etwa weil man ungerecht behandelt wurde oder sich aufregen musste), dann schreit die Wirbelsäule um Hilfe. Der Rücken ist ohnehin schon hinüber, aber es geht noch schlimmer:

Wenn man sich nämlich mit Willenskraft gerade zu halten versucht, dann ist die Wirbelsäule so starr wie der Geist: Man will alles kontrollieren. Man wird seelisch wie körperlich rigide.

Keine Angst, dieses Schreckensszenario sollte Ihnen nur zeigen, dass in unserem Körper alles mit allem vernetzt ist. Unsere innere Haltung beeinflusst unseren Körper, wie auch unser Körper sich auf unseren Geist auswirkt. Kümmern Sie sich jedoch frühzeitig um Ihre Haltung, können Sie dieser Flut negativer Effekte schon an der Wurzel Einhalt gebieten. Wenn Sie viel sitzen, dehnen Sie den unteren Rücken. Setzen Sie sich gerade hin, winkeln Sie die Beine an und schaukeln Sie auf der knöchernen Platte am Ende der Wirbelsäule hin und her, dem Steißbein. Halten Sie dabei den Rücken gerade. Diese Übung lockert das Kreuzbein ebenso wie den Bauch und das Zwerchfell. Entspannen Sie sich, atmen Sie tief ein und aus. Übrigens sollten Sie nicht vergessen, mit für Sie passenden Workouts etwas für Ihre Bauchmuskulatur zu tun, denn auch das schützt den Rücken.

Sophrologie – Üben gegen den Stress

Noch so ein kompliziertes Wort! Sophrologie ist eine Technik, die der kolumbianische Neuropsychiater Alfonso Caycedo entwickelt hat. Da seine erste Fremdsprache Griechisch war, wählte er für die Namensgebung altgriechische Vokabeln (*sõs* bedeutet »heil, unversehrt, sicher«, *phr☐n* »Zwerchfell, Geist, Gemüt« und *lógos* »Lehre«). Sophrologie meint also zum einen die Erforschung des eigenen Bewusstseins, um unsere ureigensten Stärken zu entdecken, zum anderen eine Methode, zu einem harmonischen Dasein zu finden. Sie ist inspiriert von verschiedenen Praktiken, sozusagen eine Synthese zwischen den westlichen (Hypnose oder Phänomenologie) und orientali-schen Techniken (Yoga, Zazen und so weiter). Sophrologie ist eine großartige Methode zur Schmerzbekämpfung, hat aber auch bei Angststörungen, Depressionen, ja sogar Zwangser-krankungen Wirkung gezeigt.

In Frankreich und der Schweiz wird die Technik breitflächig gelehrt, in Deutschland etabliert sie sich erst allmählich. Sport-ler nutzen sie beispielsweise, um ihre Leistung zu steigern. Da-bei setzt die Sophrologie wie gesagt auch auf Techniken, die der Hypnose ähnlich sind. Im Grunde handelt es sich dabei um den-selben Prozess: Der Patient wird dazu angeleitet, seine Wahr-nehmung zu verändern, um sich selbst zu ändern. Jeder Übende durchläuft bestimmte Etappen, die allein von ihm selbst abhän-gen. Das Ziel aber ist das gleiche: Man lernt seine Fähigkeiten kennen und nutzen. So können wir uns entspannen, haben einen positiveren Ausblick auf das Leben und können uns besser kon-zentrieren. Wir werden leichter mit Stress und negativen Emo-tionen fertig.

Die Sophrologie wirkt auf Seele und Körper zugleich. Das gilt natürlich ebenso für andere Körpertechniken, die durch ihre entspannende Wirkung auf den Körper auch die Seele beruhi-gen: Qi Gong, Yoga oder Tai-Chi.

Zu den seit Jahrtausenden bewährten fernöstlichen Techniken, die der Entspannung dienen und sich mittlerweile auch bei uns als alternativmedizinische Behandlungsverfahren etabliert ha-ben, zählt die Fußreflexzonenmassage. Sie ist eine sichere Me-thode, um schnell Stress abzubauen. Ah, welch eine Wohltat, sich die Füße massieren zu lassen! Das ist ebenso genussvoll wie effektiv.

Die Traditionelle Chinesische Medizin (TCM) zum Beispiel geht davon aus, dass die Fußsohle ein Spiegelbild des Körpers und seiner Organe ist. Indem man auf eine bestimmte Zone der Fußsohle Druck ausübt, wird ein Heilreflex im zugeordneten Organ beziehungsweise Körperbereich ausgelöst. Aber Sie können es sich auch einfacher machen: Erspüren Sie die Bereiche der Fußsohle, die verspannt sind. Dann massieren Sie diese Stellen sanft, sodass die Spannung nachlässt. Das wirkt sich auch positiv auf Ihr Gesamtbefinden aus. Klingt doch vielversprechend, oder?

Lernen, auch mal nein zu sagen

Eine der schlimmsten und meist unbemerkten Stressquellen ist die Tatsache, dass wir verlernt haben, in bestimmten Fällen auch mal nein zu sagen, wenn unsere Mitmenschen ständig etwas von uns wollen. Dies zu können ist für Ihre geistige, seelische und körperliche Gesundheit aber lebenswichtig. Manche Angelegenheiten lassen sich nicht umgehen, aber wenn Sie stets zu allem ja und amen sagen, hat Ihr Ja erstens keinen allzu hohen Wert, und zweitens werden die Menschen in Ihrem Umfeld das in aller Regel ausnutzen und keine Rücksicht darauf nehmen, wie viel Stress Sie dadurch haben.

Sie sollten deshalb dafür sorgen, dass man Ihrer Fähigkeit, Aufgaben zu bewältigen, mehr Respekt entgegenbringt. Lernen Sie sich also am besten erst mal selbst kennen und schätzen. Wenn Sie zu der Überzeugung gelangt sind, dass etwas, was man von Ihnen verlangt, Ihre Kräfte nicht übersteigt, im angedachten Zeitraum realisierbar ist und Sie darauf tatsächlich

Lust haben, dann können Sie natürlich ja sagen. Anderenfalls lehnen Sie besser ab. Wenn Sie anderen Menschen über Gebühr gefällig sind, dann gehen Sie nämlich grob mit sich selbst, Ihrem Organismus und Ihrem Gehirn um. Die das nicht besonders schätzen und früher oder später die Quittung präsentieren ... Wenn Sie hingegen zur rechten Zeit nein sagen, zeigen Sie, dass Sie intelligent genug sind, um Ihre Prioritäten und Ihre Grenzen zu kennen. Und machen Sie sich klar, welche Vorteile Ihnen das bringt: geistigen Frieden und das Bewusstsein, dass Sie auf sich geachtet haben.

Ringen Sie sich ruhig mal ein Lächeln ab. Das baut Stress ab und verlangsamt den Herzschlag. Auch wenn man noch nicht weiß, warum das so ist, scheint es doch einen klaren Zusammenhang zwischen unserer Miene und unserem Gemütszustand zu geben. Während wir also noch auf die Ergebnisse der Wissenschaftler warten, schlüpfen wir einfach in die Rolle des Versuchskaninchens. Probieren Sie es aus! Tun Sie so, als wären Sie bester Laune. Wie ein Schauspieler, der seinem Publikum etwas vorgaukeln will. Geben Sie sich richtig Mühe. Lächeln, ein Scherz, Freundlichkeit, positive Worte ... Sie werden sehen, welche Wirkung das auf Sie selbst und andere entfaltet. Enttäuscht werden Sie jedenfalls nicht sein.

Unser Gehirn und das Glück

Positive Psychologie

Sie wären so gern glücklich? Völlig legitim, das wollen wir schließlich alle sein. Im Land des Glücks, dem wahren Eldorado, das den Menschen seit jeher fasziniert, ist eigentlich Platz für jeden. Aber sehen Sie sich nur mal um. Obwohl es ihnen nach landläufigen Maßstäben gut geht, sind manche Zeitgenossen offenbar immer unglücklich: stets miesepetrig, ständig reizbar. Das ist ihnen irgendwie zur zweiten Natur geworden. Andere wiederum strahlen schon seit ihrer Geburt über alle Backen. Nie scheinen sie Probleme zu haben, anscheinend läuft immer alles wie geschmiert, und sämtliche Schwierigkeiten perlen von ihnen ab wie Wasser am Federkleid des Schwans. Und wir beneiden sie ebenso, wie sie uns manchmal auch ein wenig auf die Nerven gehen können. Natürlich sind das die zwei entgegengesetzten Enden der Skala, und das meiste spielt sich im Bereich dazwischen ab. Doch worin genau liegt nun der Unterschied zwischen diesen beiden Typen?

Eine Antwort darauf gibt uns die sogenannte Positive Psychologie. Das ist ein Zweig der psychologischen Wissenschaft, der 1998 entstand. Die Positive Psychologie hat sich die Aufgabe gestellt zu untersuchen, was Menschen gesund und glücklich macht, um deren Entfaltung und Selbstverwirklichung zu fördern – und zwar auf individueller, kollektiver und sozialer Ebene gleichermaßen. Ihr Begründer ist der amerikanische Psychologe Martin Seligman, der wissen wollte, was dem menschlichen Leben Sinn verleiht. Die Positive Psychologie konzentriert sich also auf das, was im menschlichen Leben gut läuft. Zu diesem Thema finden auch regelmäßig Tagungen statt. Sie sehen, das Ganze ist eine seriöse Angelegenheit.

Die Wissenschaft vom Glück, zu der die Positive Psychologie sich entwickelt hat, macht nicht halt bei egoistischen Freuden und Vergnügungen. Sie sucht nach dem, was dem Menschen tiefere Befriedigung verschafft. Und so stellt sie sich die Frage nach

- der körperlichen Gesundheit (»Warum werden manche Menschen seltener krank und schneller wieder gesund? Warum erfreuen sich manche einer höheren Lebensqualität und leben länger als andere?«),
- der geistigen Gesundheit (»Wieso gelingt es manchen Menschen eher, positiv zu denken? Warum sind sie sich ihres guten Lebens eher bewusst?«),
- der sozialen Gesundheit (»Warum können manche Menschen positive und dauerhafte Beziehungen zu anderen knüpfen?«) und
- der positiven Wirkung auf das Umfeld. Denn unser Glück ist ansteckend: Wenn es ausstrahlt, macht es auch andere glücklich; dieser Effekt ist wissenschaftlich erwiesen.

All das hört sich zunächst mal hochtheoretisch an. Ich möchte auch gar nicht erst versuchen, umfassend über die Positive Psychologie zu schreiben. Dazu ist diese Wissenschaft zu jung und zu produktiv. Es erscheinen ständig neue Aufsätze und Artikel. Trotzdem möchte ich Sie auf den nächsten Seiten dazu anregen, sich die eine oder andere Frage zu stellen, neugierig zu sein, andere Denkweisen auszuprobieren und sich Ihre eigene Meinung zu bilden.

Zu diesem Zweck werden wir uns an Martin Seligman und seine Vorstellung von einem erfüllten Leben halten. Um ein erfülltes Leben zu haben, braucht es dreierlei:

1. positive Gefühle,
2. Engagement und
3. einen Sinn im Leben.

1. Positive Gefühle

»Positive Vibration« sang Bob Marley, der mit seinem Joint im Mundwinkel ohnehin immer ganz relaxt wirkte. Sie sollten sich aber nicht an seine spezielle Entspannungsmethode halten, sondern nur an seinen Ratschlag. Positive Emotionen spielen für unser Wohlbefinden eine wichtige Rolle. Und es gibt verschiedene Wege, um sie Wirklichkeit werden zu lassen:

- Erweisen Sie anderen Liebe und Güte. Das kann mit kleinen Aufmerksamkeiten beginnen. Hinterlassen Sie Ihrer Familie doch eine kleine, nette Notiz auf dem Frühstückstisch, bevor Sie zur Arbeit fahren. Helfen Sie jemandem, der in Schwierigkeiten ist. Wünschen Sie Ihren Freunden alles Gute zum Geburtstag und antworten Sie auf Glückwünsche Ihrerseits mit einem Dankeskärtchen. Das wird den Empfänger freuen, und Sie merken dies an der Art und Weise, wie er Ihnen künftig begegnet.
- Öffnen Sie sich! Wir alle haben mal mit der einen oder anderen Person in unserem Bekanntenkreis eine Meinungsverschiedenheit. Aber wenn wir diese Leute um uns haben, dann heißt das doch auch, dass wir irgendetwas an ihnen schätzen, nicht wahr? Warum wollen Sie also nicht mit ihnen reden? Oder warum sagen Sie den Leuten nicht einfach mal, warum Sie sie schätzen? Wenn Sie das nächste Mal mit ihnen zusammen sind, werden Sie sich auto-

matisch auf diesen positiven Aspekt konzentrieren. Weil Sie ihn ja vorher deutlich angesprochen haben.

• Vergeben Sie! Jemandem zu verzeihen heißt, eine Bürde abzuwerfen. Und auf den Gedankenwust zu verzichten, der sich um Ihre negativen Gefühle rankt. Bedenken Sie eins: Beim Schenken ist die Freude des Gebenden größer als die des Empfangenden. Das gilt auch, wenn Sie anderen helfen, sie trösten oder sonst etwas Gutes für sie tun.

Unser Repertoire an positiven Emotionen ist wie eine Bibliothek, auf die wir in schweren Zeiten zugreifen können. Aber natürlich müssen wir daran denken, die Tür der Bibliothek zu öffnen! Ein klassischer Fall wäre zum Beispiel: Sie hatten eine Auseinandersetzung mit einem Kollegen, und das belastet Sie. Sie können sich gar nicht richtig auf Ihre Arbeit konzentrieren ... Los, ab in Ihre persönliche Bibliothek! Konzentrieren Sie sich auf eine Situation, in der Sie positive Gefühle hatten (beim Betrachten des Ozeans, beim Wandern in den Bergen, bei einem Abendessen mit Freunden, in der Oper ...). Stellen Sie sich die Situation von damals so lebhaft wie möglich vor. Mobilisieren Sie all Ihre Sinne, damit Sie riechen, sehen, empfinden, wie es seinerzeit war. Spüren Sie den Emotionen von damals nach, und schon stellt sich von selbst Gelassenheit ein. So lassen Sie Ihre Gefühle wieder erwachen und lösen gleichzeitig die Probleme in der Gegenwart, weil Sie sich in schwierigen Situationen nicht mehr selbst blockieren.

Für mich funktioniert es am besten, wenn ich mir vorstelle, ein Segelboot übers ruhige Wasser zu steuern. Aber das funktioniert vermutlich für jeden Menschen ...

2. Kein Glück ohne Engagement

Engagement ist eines der wesentlichen Elemente von dauerhaftem Glück. Aber natürlich müssen wir uns zuerst überlegen, was man darunter versteht: Engagement heißt, sich Ziele zu setzen, Herausforderungen anzunehmen, die uns erlauben, gewisse Fähigkeiten zu entwickeln. Für Einkaufstouren, Kinobesuche oder das Essen in einem guten Restaurant ist kein Engagement erforderlich. Das sind sicher schöne Erlebnisse, aber letztlich sind sie doch nur etwas Passives und vermitteln keine dauerhafte Befriedigung. Das Einzige, was man dabei tut, ist doch Geld ausgeben … Wo bleibt da die Herausforderung? Und die Entfaltung? Aber wenn Sie eine Entscheidung treffen, sich die Möglichkeit geben, zu scheitern und daraus zu lernen, wenn Sie anfangen, Violine zu spielen, Gedächtniskunststücke zu trainieren oder sich mit den Impressionisten auseinanderzusetzen, dann engagieren Sie sich: Geben Sie sich einen Ruck!

An diesem Punkt möchte ich Ihnen eine Geschichte aus meinem Leben erzählen. Vor einigen Jahren habe ich ein paar Freunde zum Geburtstag eingeladen. Da sie höflich sind, haben sie mir ein gemeinsames Geschenk mitgebracht: ein funkelnagelneues Fahrrad. Sogar mit Wasserflasche. Sie hatten wirklich an alles gedacht. Das erforderte natürlich eine Dankesrede. Mittendrin aber ritt mich der Teufel, und animiert vom Alkohol (in Maßen genossen!) und der fröhlichen Tafelrunde schwor ich, mit meinem neuen Fahrrad den Mont Ventoux in der Provence zu nehmen. »Und zwar genau heute in einem Jahr, und ihr seid mit von der Partie«, posaunte ich in die Runde. Vor dreißig Zeugen!

In was hatte ich mich da nur hineingeredet? Von allen Seiten prasselten sarkastische Bemerkungen auf mich hernieder. Der

DJ legte sogleich »Paroles! Paroles! Paroles!« von Dalida auf. In diesem Song beschwert sich die Sängerin über ihren Freund, der nie Wort hält. Diese Reaktion war nicht so verwunderlich: Der Ventoux ist das Mekka der Radfahrer, der Gral, ein 1912 Meter hoher Berg, die letzten Meter haben eine Steigung von über zehn Prozent.

Diese letzten Meter waren bei der Tour de France 1967 die absolut letzten für den britischen Radfahrer Tom Simpson. (Gut, er war gedopt, das mag bei seinem Ableben eine Rolle gespielt haben.) Heute halten Radfahrer aus aller Welt vor dem Mahnmal, das an diesen tragischen Sportunfall erinnert, für eine Gedenkminute. Woher ich das weiß? Weil ich sie gesehen habe, als ich an ihnen vorbeifuhr, auf meinem neuen Fahrrad! Denn die Herausforderung des Mont Ventoux habe ich angenommen. Und gewonnen! Ein Jahr später, genau wie geplant. Ich war sicher langsamer als die Profis Bernard Hinault, Laurent Fignon oder Christopher Froome, aber ich habe es geschafft. Und darum ging es ja eigentlich.

Ich erzähle Ihnen diese Geschichte, weil sie alle Zutaten enthält, die es für dauerhaftes Glück braucht. Am Anfang steht ein Ziel. Ein durchaus ambitioniertes Ziel, das aber zu verwirklichen ist. Ich hatte mich kundig gemacht. Ich habe mich mit dem Sportreporter Michel Drucker unterhalten, der diese Tour mehrmals gefahren ist. Und er sagte mir: »Cymes, wenn du den Ventoux packen willst, dann schaffst du das, aber du musst vorher mindestens ein Jahr lang trainieren! Du musst wenigstens 2000 Kilometer in den Waden haben. Und zwar bergauf, bergauf, bergauf.« Ich habe auf Michel Drucker gehört. Das Ziel, das ich mir gesetzt hatte, verlangte mir einiges an Engagement ab. Ich musste geeignete Trainingsstrecken finden, mich zum Training zwingen, selbst wenn es schneite. Ich musste bergauf, bergauf,

bergauf strampeln. Ich sah mich immer von Neuem scheitern. Oder aufgeben. Ich sah mich Fortschritte machen, ich sah mich voller Stolz gewinnen.

Noch Jahre später ist dieser Anstieg für mich einer der schönsten Augenblicke meines Lebens. Ich erinnere mich immer wieder daran und genieße mein vergangenes Glück. Ich ziehe daraus aber nicht nur positive Erinnerungen, sondern auch seelische Ressourcen für schwere Zeiten. Die Fahrt hat aus mir einen Amateurradfahrer gemacht, der weiter regelmäßig und voller Freude radelt. Sie hat mir neue Projekte eröffnet und neue Kenntnisse verschafft, die mit Willenskraft, Sport und Sportlern zu tun haben. Und weil man ein solches Projekt nie allein durchzieht, hat die Fahrt auch noch die enge Bindung zu meinen Freunden verstärkt, die mich bei dem Abenteuer begleiteten. Die wie ich den Gipfel des mythischen Berges erklommen haben und mir heute noch für diese verrückte Herausforderung dankbar sind, die meinem Hirn bei einer feuchtfröhlichen Geburtstagsfeier entsprang.

> Die Ziele, die Sie sich setzen, müssen im Rahmen des Möglichen liegen. Ein zu hoch gestecktes Ziel macht nur mutlos und bewirkt genau das Gegenteil dessen, was Sie erreichen wollten.

3. Sinn macht Sinn

Unserem Leben einen Sinn zu geben ist unverzichtbar für unsere persönliche Verwirklichung. Wenn wir einen Sinn in unserem Leben sehen, sind wir vor Angststörungen und Depressionen gefeit. Trotzdem ist dies natürlich leichter gesagt als getan. Um unseren Lebenssinn zu finden, müssen wir tief in uns schürfen, müssen wir uns infrage stellen und auf unsere Fragen Antworten finden.

Jeder hat seine eigene Art zu leben, seine Prioritäten. Um sich selbst klarer zu sehen, hier drei Tipps, in welchen Bereichen Sie sich auf die Sinnsuche machen könnten:

1. in der Welt der Gefühle und Beziehungen (Liebe, Freundschaft, Elternschaft),
2. in der Welt des Geistes (Glaube, Prinzipien, Werte, Philosophie),
3. in der Welt des Handelns (Erwerb von Fähigkeiten, ob Sie diese nun beruflich brauchen oder nicht).

Wie alt Sie auch immer sein mögen, Sie werden feststellen, dass die Welt der Beziehungen unzählige Gelegenheiten bietet, zu einem sinnerfüllten Leben zu kommen. Je positiver Ihre Beziehungen sind, desto eher bleiben Sie seelisch im Gleichgewicht. Das Risiko, an einer Depression zu erkranken, nimmt ab. Man verkraftet Schicksalsschläge wie den Verlust eines geliebten Menschen oder der Arbeitsstelle beziehungsweise eine Krankheit besser. Dabei ist es weniger wichtig, wie zahlreich diese Beziehungen sind. Die Qualität ist es, die zählt. Sie nährt unser Glück und umgekehrt. Wenn man auf liebe Menschen zählen kann, macht uns dies glücklich, und das Glücklichsein lässt uns tiefere Bindungen eingehen. Zögern Sie nicht, Ihre sozialen Beziehungen einer gründlichen Prüfung zu unterwerfen. Erinnern Sie sich an Augenblicke, in denen Sie Ihre Lieben gebraucht haben. Wer war für Sie da? Wer hat Sie enttäuscht? Seien Sie ehrlich in Ihrem Urteil, aber fragen Sie sich auch, inwiefern der andere auf Sie zählen kann. Und versehen Sie jedes Ja oder Nein mit einer entsprechenden Erläuterung. Warum sollten Sie dieser Person beistehen? Warum neigen Sie dazu, es nicht zu tun? Diese Fragen (und die Antworten, die Sie darauf finden) lassen Ihre Beziehungen in einem ganz neuen Licht erstrahlen, und jene, die Ihrem Leben Sinn verleihen, treten besonders deutlich hervor. Die Positive Psychologie konzentriert sich auf das, was funktioniert.

Natürlich gibt es auch Menschen, die Sinn darin entdecken, sich mit den großen Fragen des Lebens auseinanderzusetzen, die Werte zu enträtseln, die uns antreiben, oder gar den Pfad der Spiritualität zu beschreiten. Und wo findet man die Philosophie? Natürlich in Büchern, in Vorträgen. Wie die Kunst, die, wie Baudelaire meint, ein unendlich kostbares Gut sei, ein erfrischender und wärmender Trank, der Magen und Geist im natürlichen Gleichgewicht des Idealen halte. Vielleicht sinnen Sie lieber den Worten des Impressionisten Émile Bernard nach, der die Kunst definiert als: »Drei Operationen: Sehen – die Operation des Auges. Beobachten – die Operation des Geistes. Betrachten – die Operation der Seele. Wer immer zur dritten Operation vordringt, betritt den Bereich der Kunst.« Es gibt zahllose Museen in Europa, in denen Sie Ihre Seele nähren können.

Was nun unsere Werte angeht, so sind sie uns nicht angeboren wie die grundlegenden Bedürfnisse nach Liebe, Schlaf und Nahrung, sondern werden durch Erziehung und Erleben geschaffen. Dies ist eine höchst bewegende, individuelle Erfahrung. Wer glaubt, dass Ehrgeiz ein wichtiger Wert ist, entwickelt sich im Laufe seines Lebens weiter und erkennt, dass Mitgefühl mindestens ebenso wichtig ist. Seine Werte zu kennen ist entscheidend, wenn man seine Prioritäten setzen und sein Tun daran ausrichten will. Es ist nie zu spät, eine Liste jener Werte aufzustellen, für die Sie eintreten oder gern eintreten würden. Sind es dieselben, die Sie als Kind im Elternhaus gelernt haben? Wenn nicht, warum ist das so? Und wenn es einen Unterschied gibt, muss ich Abhilfe schaffen? Diese Fragen sind nie ganz einfach, daher möchte ich Ihnen einen Trick ans Herz legen. Stellen Sie sich vor, Sie sind zehn Jahre älter:

- Welche Art von Mensch möchten Sie in zehn Jahren sein?
- Welche Anteile sollen aus dem Leben, das Sie jetzt führen, in zehn Jahren verschwunden sein?
- Wie können Sie das erreichen?

Die Antworten auf diese Fragen legen den Horizont fest, in den Sie Ihre Philosophie einschreiben. Wenn Sie natürlich jetzt feststellen, dass Sie eigentlich gern Ihren Beruf wechseln würden, dann kann es sein, dass das weder möglich noch klug ist. Aber nichts hindert Sie daran, sich neben der Arbeit für Dinge zu engagieren, die Ihrem Wertekanon entsprechen.

Die Kunst, sich Ziele zu setzen

Kommen wir an dieser Stelle noch einmal auf die Ziele zurück. Die richtige Zielsetzung – auch leichter gesagt als getan? Das würde ich nicht behaupten. Letztlich ist das alles nämlich eine Frage der Methode. Der erste Schritt ist das Zuhören. Lauschen Sie sich selbst. Nehmen Sie sich Zeit, auf das zu horchen, was Sie tatsächlich empfinden, wenn es um diese oder jene Tätigkeit, dieses oder jenes Projekt geht. Denn manchmal setzt man sich Ziele, die unseren tiefinneren Wünschen widersprechen. Gerade die Wahl des Studienfachs oder des Ausbildungsberufs gehorcht häufig falschen Grundsätzen: Man will die Eltern zufriedenstellen, will Status und Ansehen gewinnen, macht sich Gedanken um das Bild, das man nach außen bietet. Lauter falsche Fährten! Wo liegen Ihre wahren Bedürfnisse? Das ist die einzige Frage, die wirklich zählt. Sie müssen wollen, was geschieht oder geschehen wird.

Natürlich kann man nicht immer im Leben tun und lassen, was man gern möchte. Doch wenn wir uns täglich mit etwas beschäftigen, dann sollten wir uns darauf freuen, statt darunter leiden zu müssen. Und das gilt nicht nur im Beruf, sondern auch im Privatleben. Also erstellen Sie eine Liste all jener Dinge, die Sie glücklich machen. Und fragen Sie sich, ob Sie diese auch tatsächlich umsetzen. Wenn nicht, warum? Aus Zeitmangel? Dann organisieren Sie Ihre Woche rund um die Aktivitäten, die Ihnen Spaß machen. Aus Geldmangel? Überschlagen Sie, wie viel der Spaß Sie tatsächlich kosten würde. Kann es sein, dass das Ganze gar nicht so teuer ist? In vielen Gemeinden bieten bestimmte Institutionen und Vereine Freizeitmöglichkeiten an, die man sich durchaus leisten kann. Erkundigen Sie sich, suchen Sie nach Lösungen. Ich kann Ihnen nicht garantieren, dass Ihr spezieller Wunsch sich erfüllen lässt, aber ich würde wetten, Sie stellen sehr schnell fest, dass Ihnen mehr Optionen offenstehen, als Sie dachten. Denken Sie an den Einsatz, den sie Ihnen abverlangen. Und an die Sinnhaftigkeit, die sie Ihnen schenken.

Und das liebe Geld?

Wie? Was? Wovon sprechen Sie? Sie haben es gemerkt: Der Begriff »Geld« kam bis eben auf diesen Seiten gar nicht vor, und das, wo es hier doch ums Glück geht. Das hat seinen Grund: Geld macht nämlich nicht glücklich. Auch wenn ein französischer Komiker den Satz mal dergestalt vervollständigte: »… falls man es hat.« Natürlich hatte er die Lacher auf seiner Seite. Doch ich möchte Ihnen hier zwei Punkte zu bedenken geben:

1. Es gibt eine wissenschaftliche Untersuchung, bei der Psychologen das Glücksgefühl von Menschen maßen, die mehr als eine Million Euro im Lotto gewonnen hatten, und zwar über achtzehn Monate hinweg. Die Studie zeigt, dass die Menschen nach achtzehn Monaten kein bisschen glücklicher waren als andere, denen Fortuna nicht so gut gesinnt war wie ihnen.
2. Allgemeine Befragungen der US-Amerikaner zwischen 1940 und 1990 zeigten, dass sich ihr Glücksgefühl nicht wesentlich verändert hatte. In derselben Zeit hatte sich ihre Kaufkraft aber mehr als verdreifacht.

Erstaunlich, nicht wahr? Der Grund für diesen merkwürdigen Befund ist ein Phänomen, das man »hedonistische Anpassung« (auch »hedonistische Tretmühle« oder »hedonistische Adaptation«) nennt. Sie ist ein eingeschworener Feind des Glücks. Glück wird nämlich weniger intensiv erlebt, wenn man sich daran gewöhnt hat. Die Positive Psychologie aber hat sich zum Ziel gesetzt, dieses Gefühl dauerhafter zu machen …

Die hedonistische Anpassung

Das Phänomen der hedonistischen Anpassung zeigt sich in allen Lebensbereichen, ob Sie nun Ihren Traumjob ergattert, eine Wohnung gekauft, sich neu verliebt oder Ihre gesamten Ersparnisse endlich in die Handtasche oder das Auto Ihrer Träume investiert haben ... Anfangs ist alles neu und wunderbar. Dann setzt der Gewöhnungseffekt ein. Der Kuss des Glücks dauert nicht an, weil man sich so schnell daran gewöhnt.

Wie aber können wir der hedonistischen Anpassung ein Schnippchen schlagen? Hier kommen nun einige Tipps, bei denen es vor allem um eins geht: die Routine zu durchbrechen und unser Gehirn immer wieder vor neue Herausforderungen zu stellen. Wie? Na so:

- Abwechslung ist das halbe Leben. Bleiben Sie offen für Neues, für die Veränderung, die Ihnen ungeahnte Chancen bietet. Berücksichtigen Sie, was der Schriftsteller Paulo Coelho sagte: »Wer denkt, Abenteuer seien gefährlich, sollte es mal mit Routine versuchen: Die ist tödlich.«
- Lassen Sie sich überraschen – von sich selbst ebenso wie von anderen. Wenn die Überraschung gelungen war, dann ist ja alles gut. Anderenfalls bleibt Ihnen zumindest die Befriedigung, etwas über sich oder andere gelernt zu haben. Alles ist besser als Langeweile.
- Entwickeln Sie »Achtsamkeit« (was man im Englischen mit dem Begriff *mindfulness* bezeichnet). Sie besteht darin, dass Sie jedem Augenblick Ihre volle Aufmerksamkeit schenken und auch die kleinen beziehungsweise vermeintlich selbstverständlichen Dinge des Lebens zu schätzen wissen. Die Sonne scheint? Erfreuen Sie sich daran! Ihr

Sessel ist ja *so* bequem? Genießen Sie es! Ihr Freund flüstert Ihnen Nettigkeiten ins Ohr? Saugen Sie sie auf!

Das Glück, eine Sache der Gene?

Wir sind genetisch auf Glück programmiert. Sie glauben mir nicht? Nun ja, teilweise tun Sie recht daran! Die Genetik ist nämlich nur eine Seite der Medaille. Der Rest hängt von uns ab, von unserem Leben, unseren Freuden, unserer hedonistischen Anpassung, unseren positiven Emotionen, kurz gesagt von allem, was Sie hier gelesen haben und was Sie zum Regisseur Ihres eigenen Lebens macht.

Die wissenschaftlichen Untersuchungen zum Glück zeigen nämlich eines ganz deutlich. Unser Glückspotenzial ist zu 50 Prozent von der Genetik bestimmt, zu 10 Prozent von unserer Lebenssituation (finanzielle Mittel, Gesundheitszustand, Partnerschaft et cetera). Und die restlichen 40 Prozent sind das weite Feld, in dem wir auf unser Glück Einfluss nehmen können.

Generativität als Quelle des Glücks

Noch so ein Konzept, das von den Sozialwissenschaften weidlich ausgeschlachtet wurde, ist die Generativität. Der Begriff wurde von dem amerikanischen Psychoanalytiker Erik Erikson entwickelt. Es geht letztlich um das Interesse und das Engagement jedes Einzelnen für die nachfolgenden Generationen. Generativität heißt, sich dafür einzusetzen, dass andere Menschen Chancen haben. Sie ist einer der Hauptpfeiler des Glücks, denn sich nützlich zu fühlen vermittelt einem die Empfindung, dass das Leben sich lohnt. Besonders deutlich tritt Generativität im Verhältnis von Eltern zu ihren Kindern oder von Lehrern zu ihren Schülern zutage. Sie bemühen sich zum Beispiel, den Nachkommen Wissen und Lebensklugheit zu vermitteln. Eine großzügige Art, Spuren zu hinterlassen.

Wenn man sich nicht um Generativität bemüht, stellt sich leicht ein Gefühl von Verarmung, Langeweile und Stagnation ein. Egoismus, Mangel an Achtung vor dem anderen und der Widerwille, unseren Reichtum zu teilen (der nicht immer nur materieller Natur sein muss), lassen das Leben verkümmern. Einige wissenschaftliche Untersuchungen haben gezeigt, dass junge Menschen, die dem Konzept der Generativität folgen, länger und glücklicher leben als ihre Altersgenossen, die sich nie um andere kümmern. Und das sind noch nicht alle Vorzüge, die die Generativität für die Gebenden entfaltet:

- Sie verleiht dem Leben Sinn.
- Sie führt zu einem aktiveren Dasein.
- Sie fördert das Gefühl der Zugehörigkeit.
- Sie stärkt den sozialen Zusammenhalt.
- Sie schärft das Gespür für die eigene Kompetenz.
- Sie steigert die Selbstachtung.

All diese Faktoren tragen zu mehr Wohlbefinden bei und fördern die Selbstverwirklichung der Betroffenen.

Die eigenen Stärken entwickeln

Martin Seligman, der Begründer der Positiven Psychologie, bemühte sich, die positiven Charakterzüge des Menschen herauszuarbeiten. Er kam dabei auf 24 entscheidende Stärken, die er zu sechs »Tugenden« zusammenfasste.

Bevor ich Ihnen erzähle, was Martin Seligman als Charakterstärken betrachtete, möchte ich Ihr Augenmerk auf eine menschliche Eigenschaft lenken, die uns allen gemein zu sein scheint: Warum machen wir uns ständig nur Gedanken über unsere Schwächen, gerade als verdienten unsere Stärken es nicht, sie gründlich kennenzulernen? Das ist wirklich schade, dann natürlich liegt unser tiefinnerstes Potenzial nicht in unseren Schwachpunkten verborgen, sondern in unseren Fähigkeiten: Sie liefern uns das Fundament, auf dem wir ein erfülltes Leben aufbauen können. Lassen Sie uns also einen Blick auf Ihre Stärken werfen.

Zu diesem Zweck wollen wir uns mit den sechs »Tugenden« des Martin Seligman beschäftigen: Weisheit, Mut, Menschlichkeit, Gerechtigkeit, Mäßigung und die Gabe der Transzendenz. Was für ein Programm! Aber es lohnt sich wirklich, sich damit näher zu beschäftigen. Seligman meinte nämlich, dass der Weg zum dauerhaften Glück immer über eine dieser Kategorien führt.

1. Tugend: Weisheit

Weisheit – was soll man nun darunter verstehen? Die Weisheit hat sowohl eine theoretische als auch eine praktische Seite. Auf der theoretischen Ebene erwirbt man Wissen und Kenntnisse.

Auf der praktischen lernt man, sie anzuwenden, und zwar nicht, weil es so schön ist, sondern weil diese Kenntnisse uns selbst und anderen helfen.

Zur Weisheit gehören folgende fünf Stärken:

1. *Kreativität:* Wenn Sie eine Aufgabe zu erledigen haben, versuchen Sie, dies so schöpferisch und effektiv wie möglich zu tun.

2. *Neugier:* Lassen Sie sich vom Neuen begeistern. Bleiben Sie neugierig auf alles, was Sie umgibt. Das soll nun nicht heißen, dass Sie die Handtasche Ihrer Freundin durchwühlen, sondern einfach, dass Sie immer bereit für Entdeckungen sind. Lassen Sie sich überraschen! Jeder von uns sollte vom Prinzip ausgehen, dass alles spannend ist, dass alles hinterfragt werden kann.

3. *Spaß am Lernen:* Fragen Sie sich jeden Abend, was Sie an diesem Tag Neues gelernt haben. In welcher Hinsicht bin ich heute Abend klüger als am Morgen? Oder weniger naiv? Wo habe ich meinen Horizont erweitert? Was habe ich behalten? Wer seine Kenntnisse ausbaut, erfährt dabei Freude. Büchereien, Theater, Museen sind dafür ganz besonders geeignete Orte.

4. *Offenheit des Geistes:* Seien Sie nicht wie der arme Karrengaul, der mit seinen Scheuklappen nur geradeaus sehen kann. Wenn unser Geist verschlossen ist, können wir uns nicht in andere hineinversetzen und die Situation aus ihrem Blickwinkel betrachten. Das ist schade, denn darunter leiden Ihre Schlussfolgerungen und Ihre Entscheidungen.

5. *Perspektive:* Wir wissen es doch alle – wenn wir die Nase immer nur knapp über dem Lenker haben, bekommen wir

von der Umwelt nichts mit. Und das sagt Ihnen ein leidenschaftlicher Radfahrer! Treten Sie einen Schritt zurück und Sie erweitern Ihr Blickfeld. Nur so können Sie sich einen Überblick verschaffen und den Menschen in Ihrem Umfeld gegebenenfalls weise Ratschläge erteilen. Für die sie Ihnen auch wirklich dankbar sind.

2. Tugend: Mut

Mut brauchen wir, um die Ziele zu verwirklichen, die wir uns gesetzt haben. Mit Mut überwinden wir alle Hindernisse, die uns das Leben (oder auch die vermutete beziehungsweise reale Böswilligkeit missgünstiger Individuen) in den Weg legt. Sie sind von geradezu unüberwindlicher Trägheit? Nur Mut! Jemand legt Ihnen Steine in den Weg? Nur Mut! Dieser schlägt sich in vier konkreten Stärken nieder:

1. *Authentizität:* Versuchen Sie nicht, ein anderer Mensch zu sein, als Sie sind. Wagen Sie zu sagen, was Sie denken. Was soll es nützen, wenn Sie Überzeugungen haben, diese aber nie äußern? Es sind die Ihren, also stehen Sie dafür ein. Andere werden das nicht für Sie erledigen.
2. *Ehrlichkeit:* Geben Sie sich nicht anders, als Sie sind. Sie sind Sie selbst. Das ist schon anstrengend genug, da müssen Sie nicht noch so tun, als ob …
3. *Einsatz:* Machen Sie es nicht wie Gaudí, der Vater der Sagrada Família, der Basilika von Barcelona, deren Bau 1882 begonnen hat und die noch immer von einem Wald von Kränen umgeben ist! Es gibt eben Menschen, die einen Bau beginnen, ohne ihn je fertigzustellen. Tun Sie das

nicht! Wenn Sie etwas anfangen, dann ziehen Sie es durch bis zum Schluss, und seien Sie stolz auf das, was Sie geleistet haben. Termingerecht. – Ansonsten kann man einen Besuch in der Sagrada Família natürlich nur empfehlen. Sie ist allemal einen Abstecher wert …

4. *Begeisterung:* Wenn es Ihnen an leidenschaftlicher Begeisterung fehlt, dann suchen Sie etwas, was Ihre Leidenschaft entfacht. Das Leben ist ein Abenteuer. Verzichten Sie nicht darauf, es auszukosten.

3. Tugend: Menschlichkeit

Um Menschlichkeit geht es, wenn wir etwas für andere tun. Denn irgendwo auf dieser Welt sind der andere Sie … Und wenn man Freunde haben will, muss man sich selbst wie ein Freund verhalten. Vor dem Hintergrund dieser »hochphilosophischen« Betrachtungen möchte ich Ihnen die drei Aspekte der Menschlichkeit ans Herz legen:

1. *Freundlichkeit:* Das Wort scheint heutzutage seinen Wert eingebüßt zu haben, ja, man macht sich sogar offen darüber lustig. Geben Sie ihm seine Würde zurück! Sie kennen Menschen, die leiden oder bedürftig sind? Worauf warten Sie dann noch? Es geht um einen Ihnen Unbekannten? Ein Grund mehr, auf ihn zuzugehen. Das ist doch die beste Methode, um neue Bekanntschaften zu schließen.

2. *Liebe (und Verbundenheit):* Die Liebe hat so viele Dichter, Philosophen und Künstler (auch Psychologen) inspiriert, dass es anmaßend wäre, hier eine einfache Definiti-

on zu versuchen! Aber wenn Sie enge Beziehungen zu anderen Menschen knüpfen können, in denen Teilen eine Selbstverständlichkeit ist und sich wechselseitige Aufmerksamkeit entfalten kann, ist es gut möglich, dass Sie auf dem richtigen Weg sind.

3. *Soziale Intelligenz:* Würden wir sie pflegen, ließen sich viele Konflikte vermeiden. Sich in den anderen hineinversetzen, um seine Beweggründe und Gefühle zu verstehen, zeugt von außerordentlicher Sensibilität, Anpassungsfähigkeit und Lebensklugheit.

4. Tugend: Gerechtigkeit

Auch die Gerechtigkeit setzt eine gewisse Form sozialer Intelligenz voraus. Wenn man Gerechtigkeit zum vorherrschenden Prinzip in einer Gruppe machen will, dann muss man die Beziehungen der Menschen untereinander verbessern. Wie das funktioniert? Indem wir drei entscheidende Gaben entwickeln:

1. *Unparteilichkeit:* Ihr Gerechtigkeitssinn ist stadtbekannt. Sie behandeln alle Menschen gleich, Ihre Mitarbeiter ebenso wie Ihre Vorgesetzten, die Bäckereifachverkäuferin wie den Betriebsprüfer (auch wenn es schwer ist!)? Ah! Sie hegen bestimmte Vorlieben? Nun, dann lassen Sie das jetzt einfach.

2. *Führungsqualitäten:* Sie können eine Gruppe motivieren und gleichzeitig dafür sorgen, dass die Leute sich nicht gegenseitig zerfleischen? Bei Ihnen bleibt niemand außen vor. Alle fühlen sich gleichermaßen geschätzt und gebraucht.

3. *Loyalität:* Sie bemisst sich an der Elle des Engagements, das jeder in Ihrer Gruppe aufbringt. Wenn Sie die heiße Kartoffel nicht an Ihren Nachbarn weiterreichen, Ihren Teil der Arbeit erledigen und Ihre Verpflichtungen einhalten, gehören Sie zu den loyalen Menschen.

5. Tugend: Mäßigung

Mäßigung ist das Antidot gegen jede Form von Exzess, also auch gegen Hass oder Arroganz. Außerdem schützt sie vor unnötigen Risiken. Wie man sie am sinnvollsten umsetzt? Zum Beispiel so:

1. *Vergebung:* Verzeihen ist besser, als sich zu rächen, selbst wenn man Sie wirklich hereingelegt hat. Doch es wird sicher auch ganz nützlich sein, die Namen und Geschichten der Menschen zu notieren, bei denen Sie den Kürzeren gezogen haben. So wissen Sie immer, wer menschlich wozu fähig ist. Das kann Sie in der Folge vor ähnlichen Erfahrungen bewahren.

2. *Bescheidenheit:* Demut ist Ihre zweite Natur? Sie lassen Taten sprechen statt Worte? Dann werden Sie eines Tages – vermutlich leicht geniert – bemerken, dass andere Ihr Loblied singen.

3. *Besonnenheit:* Treffen Sie Entscheidungen, die Sie später nicht bereuen müssen. Wenn Sie zum Beispiel ein Igel wären, sollten Sie für verkehrsreiche Wochenenden tunlichst keine Autobahnüberquerungen planen …

4. *Selbstbeherrschung:* Sie haben sich in der Hand und lassen sich nicht von Ihren Emotionen überwältigen. Ihr

Sohn hat zum x-ten Mal im Diktat null Punkte geschrieben? Ihre Tochter hat den Inhalt der Suppenschüssel über
die Tastatur Ihres Computers gekippt? Ihr Kollege hat all
Ihre Mails gelöscht? Der Nachbar versperrt wieder mal
die Ausfahrt? Selbstbeherrschung! Atmen Sie tief durch!

6. Tugend: Transzendenz

Die Gabe der Transzendenz ist eine besondere Tugend, die uns
in direkten Kontakt mit dem Unnennbaren bringt, dessen Größe
wir gleichwohl wahrnehmen. Über diesen inneren Draht verbindet sich der Mensch mit einer anderen Dimension.

Zur Gabe der Transzendenz zählen die im Folgenden genannten fünf Stärken:

1. *Sinn für Schönheit und für das Außergewöhnliche:* Es ist
   nicht jedem gegeben, vor einem Kunstwerk oder einer
   wissenschaftlichen Erleuchtung Achtung zu empfinden.
   Diese Eigenschaft lässt uns einen immensen inneren Trost
   empfinden, ob wir nun in der Sixtinischen Kapelle stehen
   oder die ersten wackligen Schritte eines Kindes begleiten.
2. *Dankbarkeit:* Sie wissen, dass Ihnen nichts wirklich gehört, daher sind Sie dankbar für alles, was das Leben Ihnen schenkt. (Das ist besonders all jenen ans Herz zu legen, die sich gern beklagen!)
3. *Hoffnung:* Hoffnung erfüllt uns mit Optimismus, sodass
   wir voller Zuversicht in die Zukunft blicken.
4. *Humor:* Ein herzhaftes Lachen, ein verschmitztes Grinsen machen das Leben doch gleich viel angenehmer. Humor, meinte Einstein, sei in einer Welt wie der unseren

ohnehin der einzig absolute Wert. Diese Idee sollten wir uns zu eigen machen und des Öfteren in Erinnerung rufen. Wir müssen uns ja deshalb nicht gleich für Einstein halten. Schließlich ist alles relativ!

5. *Spiritualität:* Sie öffnet uns für die Vorstellung, dass der Mensch Teil eines größeren Ganzen ist, das seinen Horizont bei Weitem übersteigt. Gleichzeitig verbindet Spiritualität uns mit unseren Mitmenschen und gibt uns das Gefühl, dass das, was wir tun, schon seinen Sinn hat.

Diese 24 Charakterstärken stehen Ihnen sozusagen abrufbereit zur Verfügung. Wenn Sie alle in sich vereinen, dann verdienen Sie den Nobelpreis. Für menschliche Vollkommenheit. Solange dieser aber noch nicht gestiftet wurde, empfehle ich Ihnen die folgende kleine Übung:

- Nehmen Sie einen Stift zur Hand und notieren Sie auf einem Blatt Papier jene zehn Stärken, die Sie mit Sicherheit haben.
- Dann bitten Sie jemanden, der Sie gut kennt, seinerseits die zehn Stärken zu notieren, die er an Ihnen wahrnimmt (Abschreiben ist dabei aber streng verboten).
- Am Ende vergleichen Sie die Ergebnisse. Vermutlich werden Sie feststellen, dass es zwischen Selbst- und Fremdwahrnehmung gewisse Unterschiede gibt. Und dann? Fangen Sie an, das so erworbene Wissen zu nutzen. Kultivieren Sie jene Stärken, die Sie sich selbst zugeschrieben haben, und auch jene, die Ihr Freund Ihnen zuordnet. So können Sie die ganze Bandbreite Ihres Potenzials ausschöpfen.

- Sie können Ihren (Spiel-)Partner auch bitten, zehn Fehler aufzuschreiben, die Sie seiner Ansicht nach haben. Wenn er das macht, erhalten Sie schon mal einen Hinweis darauf, was Ihr Umfeld an Ihnen nervt und woran Sie gegebenenfalls noch arbeiten könnten.

Wie man Optimist wird

Die zahlreichen wissenschaftlichen Untersuchungen zur Positiven Psychologie lassen keinen Zweifel daran, dass Optimismus für uns gut ist. Dann brauchen wir also »bloß« optimistisch zu sein, und alles ist gut …? Im Grunde ja. Aber dann erfahren wir vielleicht nichts von den erstaunlichen Forschungsergebnissen, die zeigen, wie hilfreich eine positive Haltung angesichts all der Unwägbarkeiten des Lebens ist.

Optimismus soll nämlich auch vor Krankheiten schützen, ob nun körperlicher oder seelischer Natur, und fördert somit natürlich auch die Gesundheit unseres Gehirns. Und er wird zum Motor sportlicher, schulischer und beruflicher Leistungen. Er steigert die Produktivität, vor allem, wenn Durchhaltevermögen gefragt ist, und lässt uns vor Hindernissen nicht zurückschrecken. Darüber hinaus macht er zwischenmenschliche Beziehungen erfüllter. Optimisten vertrauen dem Leben, während Pessimisten ständig daran zweifeln. Sie entwickeln negative Vorstellungen im Hinblick auf die Zukunft und zögern daher, ihr Glück beim Schopf zu packen.

Anders, als man ihnen gewöhnlich unterstellt, leugnen Optimisten Leid und Schmerz nicht. Wenn eine Situation sich nicht ändern lässt (zum Beispiel der Tod eines nahestehenden Menschen oder eine Naturkatastrophe), akzeptieren sie das so, wie es ist, und entwickeln daraus neue Perspektiven. Sie verfallen jedenfalls nicht in Depressionen und stecken nicht den Kopf in den Sand wie der sprichwörtliche Vogel Strauß. Anders als der Pessimist hat der Optimist nur ein Ziel: Er bemüht sich, die Lage zu verbessern. So hat man beispielsweise festgestellt, dass Optimisten, die eine lebensbedrohliche Krankheit haben, wie Aids oder Krebs, Maßnahmen ergreifen, die ihrer Gesundheit förderlich sind: Sie treiben weiterhin Sport, wenn sie das können, gönnen sich genug Freizeit, und sie treffen nach wie vor ihre Freunde. Ihre positiven Zukunftserwartungen veranlassen sie, zum Arzt zu gehen, um ihren Gesundheitszustand überprüfen zu lassen. Sie fürchten sich einfach weniger vor schlechten Nachrichten.

Diese Einstellung führt dazu, dass der Optimist über sich selbst hinauswächst und Dinge zuwege bringt, die man nicht für möglich gehalten hätte. Das erinnert mich ein wenig an ein Zitat, das von Mark Twain stammen soll: »Sie wussten nicht, dass es unmöglich war, also machten sie es einfach.«

Und es gibt durchaus geeignete Methoden, sich im Optimismus zu üben, wie die folgenden Ausführungen zeigen sollen.

1. Führen Sie sich Ihre Triumphe vor Augen

Manchmal halten wir uns zu lange mit unseren Niederlagen auf. Zu Unrecht. Wir sollten unseren negativen Blick ablegen. Wenn Sie glauben, dass Sie »unfähig sind, einen Konflikt beizulegen«, überlegen Sie mal, welche Kontroversen Sie schon gelöst haben. Und dann sagen Sie sich: »Es stimmt nicht. In dieser oder jener Situation habe ich das auch geschafft.«

2. Erzählen Sie sich eine andere Geschichte

Ziel ist nicht, dass wir die Wahrheit verdrehen. Wir sollten uns nur angewöhnen, auch die positiven Aspekte in unserer Geschichte zu erwähnen. Der Pessimist beschäftigt sich ewig mit seinen negativen Erfahrungen, die er mit seiner vermeintlichen Inkompetenz erklärt, und kommt nicht in die Gänge. Ein Optimist macht das so: Er erzählt von seinen Erfolgen, die er ganz realistisch als Resultat seiner persönlichen Kompetenzen sieht. Dabei ignoriert er nicht seine Misserfolge, sondern nutzt sie, um aus ihnen zu lernen. Das betrifft alle Bereiche: gesellschaftlich, beruflich und privat.

3. Spielen Sie mal den Pessimisten

Achtung: Hier geht es um einen geschickten (wenn auch manchmal nervigen) Schachzug mancher Optimisten, der zunächst recht pessimistisch wirkt! Gespielter Pessimismus kann eine kluge Strategie sein, wenn man Probleme auf sich zukommen sieht. Man nennt dies »defensiven Pessimismus«, und er ist das Markenzeichen kluger Optimisten, die sich das Schlimmste ausmalen, aber nur aus einem einzigen Grund: Sie wollen alle notwendigen Informationen sammeln, um dem Drachen den Kopf abschlagen zu können, sollte er tatsächlich sein scheußliches Haupt erheben. Zum Beispiel ist da die Führungskraft, die sich vor einem Meeting alle möglichen Einwände gegen ihr neues Projekt überlegt, um schon vorher Möglichkeiten zu finden, sie zu entkräften.

Ein Optimist, der diese pessimistische Strategie zu seinem Vorteil nutzen will, fragt sich: »Welche Hindernisse sehe ich, wenn ich mein Projekt aus dem Blickwinkel eines Pessimisten betrachte?« Wenn er sie dann auflistet und dazu die Möglichkeiten, ihnen zu begegnen, fühlt er sich gegen alles gewappnet.

Trotzdem ist Optimismus nicht immer und unter allen Umständen angebracht, vor allem, wenn er dazu verführt, Risiken falsch einzuschätzen, zum Beispiel ungeschützten Geschlechtsverkehr zu haben, uns betrunken ans Steuer zu setzen oder mit illegalen Drogen herumzuexperimentieren. Er kann auch zu unrealistischen Erwartungen führen, die mangels entsprechender Vorbereitungen so manches Projekt zum Scheitern bringen. Wir sollten akzeptieren, dass Pessimismus in manchen Situationen eine gewisse Schutzfunktion hat, die man nicht vernachlässigen sollte. Aber bitte in kleinen Dosen. Denn wenn wir grundsätzlich mit finsterem Blick in die Zukunft sehen, dann löst dies negative Emotionen aus. Und diese haben ganz sicher negative Auswirkungen auf unsere (Gehirn-)Gesundheit.

Eine verblüffende Studie

Wie gesagt zeitigt eine optimistische Grundhaltung alle möglichen positiven Effekte, unter anderem was unser Risiko angeht, eine Herz-Kreislauf-Erkrankung zu entwickeln. Diese Gefahr soll sich verringern, wenn wir die Zukunft durch die rosarote Brille sehen. Wie man auf so etwas kommt? Nun, die Forscher der Universität Pennsylvania haben zu diesem Zweck die Sprache untersucht, die auf Twitter benutzt wird, also innerhalb einer bestimmten Gemeinschaft! O ja, die von den Twitter-Usern verwendeten Formulierungen lassen Rückschlüsse darauf zu, ob ihre Urheber von einem solchen Risiko betroffen sind! Denn jene, in deren sprachlichen Äußerungen sich ein gerüttelt Maß an Optimismus niederschlägt, haben eine niedrigere Sterbeziffer als jene, deren Tweets Pessimismus (oder Wut) erkennen lassen. Faszinierend!

Zu diesem Zweck haben sich die Forscher der Herkulesaufgabe unterzogen, etwa 826 Millionen Tweets zu analysieren, nachdem Twitter ihnen zu Studienzwecken Zugang zu den hauseigenen Servern gewährt hatte. Man ordnete allen verwendeten Wörtern einen positiven oder negativen Wert zu. Auf der negativen Seite standen dabei die Kategorien Feindseligkeit (Wörter wie »Schlampe«, »Scheiße«, »Arschloch«, »Idiot« und natürlich unvermeidliche Ausdrücke wie *fuck* und *motherfucker*), Anspannung (Begriffe, die Eifersucht, Gier, Abscheu, Hass, Lügen und so weiter erkennen lassen) und Überdruss (Begriffe wie »erschöpft«, »kaputt«, »ausgelaugt«, »dreckig« und so fort). Auf der positiven Seite wurden die Wörter eingeteilt in die Kategorien Aktivität (Begriffe wie »Management«, »Forschung«, »Geschäft«, »Lehre«, »Unternehmen«, »Dienstleistung«, »Besprechung«, »Meeting« et cetera), positive Erfahrungen (»super«, »teilnehmen«, »lehrreich«, »Freundschaft«, »schöner Abend«, »toll«, »wunderbar«, »fantastisch«) und Optimismus (»Herausforderung«, »Potenzial«, »Fortschritt«, »schaffen«, »Arbeit«, »Mut«, »Glaube« und Ähnliches).

Bei all diesen Wörtern und noch einer ganzen Reihe anderer stellte man eine klare Korrelation zu der Gefäßgesundheit der Twitter-Nutzer her, so wie man solche Korrelationen feststellen konnte bei Schulbildung, Rauchen, Diabetes, Bluthochdruck, Körpergewicht oder Hautfarbe der an einem Gefäßleiden Erkrankten. Höchst erstaunlich, nicht wahr?

Da bleibt mir im Endeffekt nur noch eines: Ich empfehle Ihnen hiermit ausdrücklich, beim Twittern nur positive Formulierungen zu kommunizieren.

Die eigene Kommunikation überwachen

Nun kommen wir zu einem Thema, das für den Hausfrieden, für harmonische Beziehungen zu den Kindern und zu den Kollegen von nicht zu unterschätzender Bedeutung ist. Es geht dabei um die Kommunikation, das heißt um alle verbalen Mechanismen, die wir einsetzen, wenn wir anderen etwas mitteilen wollen. Wie oft haben Sie sich schon gesagt, dass ein bestimmter Mensch »rein gar nichts kapiert«? Wie oft haben Sie schon geflucht, weil der eine oder andere sich Ihren Worten gegenüber als taub erweist? Wie oft hatten Sie schon den Eindruck, Ihr Gesprächspartner habe sein Gehirn zu Hause im Schrank gelassen? Das ist doch alles völlig klar! Und dennoch …

Kommunikation kann aggressiv oder »gewaltfrei« sein (zur sogenannten gewaltfreien Kommunikation erfahren Sie später noch mehr). Und sie kann zwischen zwei Menschen zu saurer Milch gerinnen, obwohl sie sich ja im Wesentlichen einig sind. Alles eine Frage der Atmosphäre. Eigentlich liegt es auf der Hand, dass wir mit der achtsamen Kommunikation besser fahren: Sie regt uns weniger auf, und unser Stresspegel bleibt niedrig, wenn nicht ständig alle in die Luft gehen. Aber gerade dafür gibt es Spezialisten, nicht wahr? Und wenn wir es dann mit dieser Spezies zu tun bekommen, dann sind sie es, denen wir die Verantwortung für den Konflikt zuschreiben. Aber sie sind dabei nicht allein …

Wenn es um Konflikte geht, legen wir meist zwei Arten der Reaktion an den Tag: Wir ziehen uns zurück, oder wir gehen auf den anderen los. Beides ist nicht gerade der Weisheit letzter Schluss. Doch mit gewaltfreier Kommunikation können Sie es schaffen, positive und fruchtbare Beziehungen zu knüpfen. Sie müssen nur wissen, wie es geht.

Der erste Schritt, wenn Sie gemeinsam ein Problem lösen wollen, ist es, Verurteilungen zu unterlassen. Urteile vergiften die Atmosphäre, ob sie nun als Kritik, Vorwurf, Tadel, Anklage, Vergleich oder Verallgemeinerung daherkommen. Wie auch immer Sie Ihr Urteil formulieren, es setzt automatisch voraus, dass der andere im Unrecht ist. Das drängt den Gesprächspartner in die Defensive: Er verschließt sich, rechtfertigt sich, schlägt zurück. Auf dieser Grundlage kann keine fruchtbare Diskussion entstehen.

Der zweite Schritt zur Schaffung eines positiven Gesprächsklimas ist es, dass Sie Ihr Gegenüber nicht zum unmündigen Kind degradieren. Auch das vergiftet das Klima, weil es die Freiheit und Unabhängigkeit des anderen untergräbt. Unser Gesprächspartner muss wie wir das Gefühl haben, dass er denken und handeln kann, wie er es für richtig hält. Wir entwerten unser Gegenüber, wenn wir zum Beispiel auf Formulierungen zurückgreifen, die einen Befehl implizieren, wie »Du musst dies oder jenes erledigen« oder »Es ist Ihre Pflicht, das zu tun«. Eine solche Instruktion spricht dem anderen das grundlegende Recht auf Freiheit und Widerspruch ab. Da können Sie sicher sein, dass Ihr Visavis seine Kooperation auf ein Minimum beschränken wird.

Psychologen nennen dieses Verhalten »Reaktanz«. Eltern, die ihren Teenie-Kindern des Öfteren Vorträge über ihr mangelndes schulisches Engagement halten, kennen dieses Verhalten zur Genüge. Wenn man sein Gegenüber zum Kind macht, fordert man eine solche Reaktion geradezu heraus. Klassische Argumente, die in diesem Zusammenhang fallen, sind zum Beispiel:

- *Rückgriff auf Konventionen:* »Du kannst dein Brot nicht am Schreibtisch essen, weil er dazu nicht gedacht ist.«
- *Rückgriff auf die Vergangenheit:* »Niemand vor dir ist je auf die Idee gekommen, sein Brot am Schreibtisch zu verzehren.«
- *Rückgriff auf die Autorität eines anderen:* »Der Chef will nicht, dass wir unser Brot am Schreibtisch essen.«
- *Gruppendruck:* »Es gibt da ein paar Leute, die sich beschwert haben, weil du dein Brot am Schreibtisch isst.«
- *Institutioneller Druck:* »Wir sind ein Unternehmen, keine Kantine. Daher verzehren wir unsere Brote nicht am Schreibtisch.«

> Wenn zu den obengenannten ungeschickten Formulierungen noch die Androhung einer Strafe kommt (die Ihr Gegenüber endgültig in die Defensive drängt), dann geht es nicht mehr nur um mehr oder weniger gewaltsame Kommunikation. Das hat auch nichts mehr mit einer vergifteten Atmosphäre zu tun, das geht dann schon eher in Richtung Streit.

Gesunde Kommunikation

Wenn Sie sich mit einer Situation unwohl fühlen, ist es ganz normal, dass Sie dieses Gefühl abstellen möchten. Sich einer solchen Auseinandersetzung zu stellen erfordert allerdings Mut. Ob es nun um Ihr Kind, Ihren besten Freund oder einen Kollegen geht, Sie müssen mit dieser Person ein wertschätzendes Gespräch führen. Doch wie macht man so etwas?

Dazu hat der amerikanische Psychologe Marshall Rosenberg Anfang der Sechzigerjahre ein Modell zur bereits erwähnten gewaltfreien Kommunikation entwickelt. Die vier entscheidenden Schlüsselelemente sind:

1. Beobachtung,
2. Gefühl,
3. Bedürfnis und
4. Bitte.

Im Grunde spielt sich diese Art der Kommunikation also im »Viervierteltakt« ab.

1. Beobachtung

Der erste Schritt in einer gewaltfreien Kommunikation ist es, eine präzise Beschreibung der Fakten zu liefern, die sich jeglicher Bewertung enthält, den anderen nicht degradiert und keine Forderungen stellt. Je genauer diese Beschreibung ist, umso besser wird der andere in der Lage sein zu verstehen, worum es uns geht, ohne sich verurteilt zu fühlen. Außerdem bekommen wir so Abstand zu unserem emotionalen Aufruhr, weil wir ja präzise sein müssen.

So exakt und objektiv wie möglich die Fakten zu beschreiben ist eine gute Übung, die wir uns zur Gewohnheit machen sollten. Dadurch wird Ihre Kommunikation mit anderen Menschen klarer. Letztlich profitieren davon alle, mit denen Sie Umgang haben.

Stellen Sie sich vor, Sie sind zu Hause und wollen frühstücken. Sie marschieren in die Küche, und die gleicht einem

Schlachtfeld! Denn Ihre Kinder und Ihr Partner mussten früher raus und haben sich schon selbst versorgt. Da ist die Versuchung groß, abends seinen Liebsten mal ordentlich Bescheid zu sagen: »So geht das nicht. Die Küche war heute Morgen der reinste Schweinestall! Und welcher Idiot hat denn die Butter nicht in den Kühlschrank getan? Wenn das noch mal vorkommt, werde ich aber andere Saiten aufziehen ...«

Eine solche Ansprache lässt bei den Adressaten die Zugbrücken hochfahren. Man wird Sie lächerlich machen, über Sie schimpfen, Sie anbrüllen, was Sie denn eigentlich wollen. Alles normale Reaktionen, die aber nicht zur Problemlösung beitragen.

Beschränken Sie sich jedoch darauf, zunächst einfach nur zu beschreiben, was Sie gesehen haben, wecken Sie damit vermutlich eher die Aufmerksamkeit Ihrer Zuhörer. Sagen Sie zum Beispiel: »Heute Morgen wollte ich frühstücken. Ich habe die Butter auf dem Tisch stehen sehen und Marmelade auf der Anrichte ...«

Sie werden bemerkt haben, dass in dieser Beschreibung kein einziges Adjektiv vorkommt. Ich möchte Ihnen hier keineswegs ans Herz legen, künftig jedes Adjektiv aus Ihrem Sprachschatz zu verbannen, sondern Ihre Aufmerksamkeit nur auf diesen einen Punkt lenken: Bestimmen Eigenschaftswörter, die das Genannte immer auf die eine oder andere Art und Weise qualifizieren, Ihre Beschreibung der Situation, ist der Weg zur Verurteilung nicht mehr weit ...

2. Gefühl

Der zweite Schritt der gewaltfreien Kommunikation besteht darin, seine Gefühle auszudrücken. So wie eine objektive Beschreibung nicht unbedingt Widerspruch hervorruft, ist auch der Ausdruck der eigenen Gefühle an sich nicht anfechtbar. Sie geben Ihrem Gesprächspartner nur zu verstehen, was die Situation bei Ihnen ausgelöst hat, ohne ihn gleich auf die Anklagebank zu zwingen, zum Beispiel: »Als ich heute morgen die Butter auf dem Tisch und die Marmelade auf der Anrichte gesehen habe, ist mir schlecht geworden.«

Sie beschreiben Ihre Empfindungen. Und die kann man Ihnen schlecht vorwerfen. Dabei sollte die Darstellung Ihrer Gefühle so neutral ausfallen wie die Beschreibung der Fakten. Sie haben sich geekelt. Das ist die faktische Folge dessen, was Sie gesehen haben. Nicht mehr und nicht weniger.

3. Bedürfnis

Nach der möglichst objektiven Beschreibung und neutralen Darstellung Ihrer Empfindungen kommt der dritte Schritt: Sie machen klar, was Sie brauchen. Sobald Sie das für sich selbst geklärt haben, sollten Sie es mit Ihren Empfindungen verknüpfen und möglichst klar sagen. Wie? Indem Sie all Ihre Sätze strikt nur in der ersten Person Singular formulieren und sie mit einem »weil« versehen.

Einfach nur zu sagen: »Als ich heute Morgen die Butter auf dem Tisch und die Marmelade auf der Anrichte gesehen habe, ist mir übel geworden«, reicht nicht. Sagen Sie lieber: »Als ich heute Morgen die Butter auf dem Tisch und die Marmelade auf der Anrichte gesehen habe, ist mir schlecht geworden, weil ich eine saubere, ordentliche Umgebung brauche, um mich wohlzufühlen.«

Mit dem Weil-Satz vervollständigen Sie Ihre Botschaft, machen sie klarer. Gleichzeitig drücken Sie formal richtig ein Bedürfnis aus, für das der andere zunächst einmal nicht verantwortlich ist. Er muss keine Schuldgefühle entwickeln. Sie provozieren von vornherein keine feindselige Entgegnung, und idealerweise legen Sie die Grundlagen für die Lösung des Problems.

4. Bitte

Im vierten und letzten Schritt formulieren Sie eine Bitte, die die Situation verbessern soll. In dieser Phase des Dialogs braucht es Fingerspitzengefühl, denn wie sich die Beziehung zu Ihrem Gegenüber entwickelt, hängt nicht unwesentlich von diesem letzten Schritt ab. Verwechseln Sie »Bitten« nicht mit »Forderungen«. Wenn Sie Probleme haben, beides zu unterscheiden, dann fragen Sie sich vorab, ob Sie bereit sind, ein Nein hinzunehmen. Wenn Ihnen das undenkbar erscheint, dann haben Sie die Absicht, eine Forderung zu stellen.

Eine Bitte zum oben angeführten Beispiel, die den Grundsätzen der gewaltfreien Kommunikation folgt, wäre beispielsweise: »Als ich heute Morgen die Butter auf dem Tisch und die Marmelade auf der Anrichte gesehen habe, ist mir übel geworden, weil ich eine saubere, ordentliche Umgebung brauche, um mich wohlzufühlen. Glaubst du, das kriegen wir hin? Könntest du bitte künftig die Butter in den Kühlschrank stellen und die Marmelade wegwischen?«

Gut, ich geb's zu, der Satz hat mittlerweile Überlänge, klingt ein wenig konstruiert, und Ihre Kinder hören wahrscheinlich schon längst nicht mehr zu. Aber es geht ja darum, das Prinzip zu verdeutlichen. Vielleicht kriegen Sie's ein wenig kürzer und nicht ganz so formal hin …

Wer bereit ist, gewaltfrei zu kommunizieren, hat mitunter den Eindruck, Kreide fressen zu müssen, wenn er mit rücksichtslosen Zeitgenossen auf eine wertschätzende Weise kommunizieren will. Doch das täuscht: Es geht hier weder um Selbsterniedrigung noch um einen schlecht verhohlenen Nervenkrieg. Gewaltfreie Kommunikation ist die einzige Methode, sein Gegenüber so anzusprechen, dass es auch zuhört. Verlieren Sie daher Ihr Ziel nicht aus den Augen und setzen Sie die Mittel, es zu erreichen, geschickt ein.

Wie man seine Gefühle und Bedürfnisse ausdrückt

Hier ein kleiner Test, der Ihnen helfen soll, die Mittel der gewaltfreien Kommunikation zu erkennen und anzuwenden. Ordnen Sie bitte zu diesem Zweck die folgenden Sätze in zwei Kategorien ein: Sätze, die Fakten, Gefühle und Bedürfnisse klar ausdrücken, und Sätze, die zweideutig scheinen (und dem anderen ein Gefühl der Schuld vermitteln oder ihn dazu bringen, sich zu verschließen). Sie werden schnell feststellen, dass der Teufel hier im Detail steckt:

a) Du machst mich wütend, wenn du dein Zimmer nicht aufräumst.

b) Ich freue mich, dass du dein Zimmer aufgeräumt hast, weil ich es dann nicht machen muss.

c) Ich bin traurig, dass du Silvester nicht zu Hause verbringen wirst, weil ich mich darauf gefreut hatte, dich zu sehen.

d) Ich bin enttäuscht, dass du Weihnachten nicht kommst, weil du ja gesagt hast, du würdest dein Möglichstes tun, um da zu sein.

e) Ich bin froh, dass du dein Abitur geschafft hast.

f) Ich werde traurig, wenn ich deine Vorwürfe höre, weil ich möchte, dass man freundlich mit mir redet.

g) Ich bin entmutigt, weil ich mir gewünscht hätte, dass die Kartons alle gepackt sind, um den Umzug in die Wege zu leiten.

h) Ich habe Angst, wenn du schreist.

i) Du hast wieder das Licht in deinem Zimmer brennen lassen.

Die Sätze b, c, f und g drücken klar Gefühle und Bedürfnisse aus. Sie zielen auf eine konfliktfreie Kommunikation ab.

Die Sätze a, d, e, h und i sind zweideutig. Wollte man sie klarer formulieren, dann vielleicht so:

a) Ich werde wütend, wenn ich sehe, wie in deinem Zimmer alles herumliegt, weil ich in einer ordentlichen Umgebung leben möchte. (Achten Sie besonders darauf, dass diese Passage in der ersten Person Singular formuliert ist. Das aggressive »Du machst mich wütend« hat sich in ein »Ich werde wütend« verwandelt, das die eigenen Emotionen ausdrückt, die man ja nicht leugnen kann.)

d) Ich bin enttäuscht, dass du Weihnachten nicht kommst, weil ich große Lust hatte, dich zu sehen. (Aus dem »Du hast ja gesagt« wird ein »Ich hatte große Lust«, was ein klares Bedürfnis signalisiert.)

e) Ich freue mich, dass du dein Abitur in der Tasche hast, denn nun kannst du frei über deine Zukunft entscheiden. (Achtung, das ist eine ganz subtile Sache. Im ersten Fall wird noch auf das »Schaffen« Bezug genommen, als wäre dies infrage gestanden. Das hört sich in gewisser Weise nach Druck an. Auch das »Frohsein« klingt nach Erleichterung. Im zweiten Fall wird dem Gesprächspartner eine neue Möglichkeit aufgezeigt.)

h) Ich habe Angst, wenn du schreist, weil ich Ruhe brauche. (Der Ausdruck des Bedürfnisses vervollständigt den Satz und bereitet den anderen auf eine folgende Bitte vor.)

i) Das Licht in deinem Zimmer war an. Ich habe mir erlaubt, es auszumachen. Ich wäre dir dankbar, wenn du es künftig selbst löschen könntest, wenn du weggehst. (Das »wieder« fällt hier weg: Es steht immer für eine Rüge. Außerdem werden viele Höflichkeitsformen verwendet, was etwaigen Auseinandersetzungen den Wind aus den Segeln nimmt.)

Im Rahmen der gewaltfreien Kommunikation formuliert man seine Sätze so, dass sie ganz bewusst keinen Druck ausüben und nicht aggressiv wirken. Denn das wäre kontraproduktiv und würde zu Konflikten führen. Das Ziel der gewaltfreien Kommunikation ist auch nicht, den Angesprochenen zu ändern oder unsere Wünsche gegen die seinen durchzusetzen. Wir suchen nach einer Lösung, die beide zufriedenstellt. Die Methode beruht im Wesentlichen auf dem potenziellen Wohlwollen beider Gesprächspartner. Und sie schlägt Schritte vor, die tatsächlich zu einer für beide Seiten glücklichen Lösung beitragen können.

Wie man seine Bitte vorbringt

Im Folgenden finden Sie einige Beispielsätze, die Bitten vortragen. Prüfen Sie, inwieweit diese klar, zweideutig oder sogar autoritär rüberkommen:

a) Ich will, dass du mir die Wahrheit sagst.
b) Ich möchte sicher sein, dass wir uns richtig verstanden haben. Nötigenfalls formuliert jeder von uns, was der andere seiner Ansicht nach gesagt hat.
c) Ich möchte, dass du zuerst persönlich mit ihm sprichst, bevor du mit anderen redest, damit er nicht überrascht wird.
d) Ich möchte, dass du mich verstehst.
e) Ich möchte, dass du sonntags öfter zum Frühstück zu Hause bist.
f) Ich möchte, dass du ehrlicher zu mir bist.
g) Ich möchte, dass du mir sagst, was deiner Ansicht nach an meinem Bericht nicht stimmt.
h) Ich habe das Bedürfnis, dein Vertrauen zu spüren. Willst du denn überhaupt, dass ich das Haushaltsgeld allein verwalte?
i) Du musst wirklich aufhören, im Haus zu rauchen.

Die Sätze b, c, g und h formulieren eine klare Bitte. Die anderen sind wenig präzise oder üben gar Druck aus:

a) Das ist eine pauschale Forderung, nicht mehr und nicht weniger. So kann sich die Lage nur verschlechtern.

d) Die Äußerung ist zu ungenau. Klar wird das Bedürfnis, verstanden zu werden, aber nicht, in welcher Hinsicht.

e) Auch diese Frage ist nicht so klar, wie sie wirkt. Was heißt schon »öfter«? »Einmal im Monat« wäre eine klare Ansage, auf die hin der Angesprochene mitteilen kann, ob ihm das möglich ist oder nicht.

f) Hier wird ebenfalls zu allgemein formuliert. Besser wäre es, etwa zu sagen: »Du kannst mir ruhig vertrauen und zugeben, wenn du etwas vermasselt hast.«

i) Auch dies ist eine Forderung. Vielversprechender wäre es, sich so auszudrücken: »Bei Zigarettenrauch wird mir übel. Ich würde es vorziehen, wenn du auf der Terrasse rauchen könntest.«

Wie Sie sehen, erfordert gewaltfreie Kommunikation ein wenig Gespür und Übung. Aber wenn Sie sich an diese Methode halten (Beschreibung der Fakten, Ausdruck von Gefühlen, Formulierung grundlegender Bedürfnisse in der Ich-Form und Formulierung einer Bitte), machen Sie sich besser verständlich und lösen bei Ihrem Gegenüber nicht automatisch eine abwehrende Reaktion aus. Gewaltfreie Kommunikation lässt den anderen im Idealfall erkennen, wie ernst es Ihnen ist, sodass er Ihre Klarheit zu schätzen weiß. Zu diesem Zweck müssen Sie nicht etwa ein ganzes Arsenal an vorformulierten Sätzen auswendig lernen. Es genügt oft schon, wenn Sie ein Gespür dafür entwickeln, wie Sie Ihre Anliegen zum Beispiel vorwurfsfrei kommunizieren. Das vereinfacht den Austausch enorm. Probieren Sie es aus. Sie werden begeistert sein.

Sich der Kritik stellen

Aber wie ist es, wenn Sie Ihrerseits mit Kritik konfrontiert sind? Selbst wenn Sie die Prinzipien der gewaltfreien Kommunikation beherrschen, dann gilt das noch lange nicht für Ihren Gesprächspartner. Seine vermutlichen mangelnden Soft Skills können Sie amüsieren, vielleicht aber auch auf die Palme treiben. Wie geht man damit um? Hier ein paar wesentliche Ratschläge:

- Atmen Sie tief durch: Damit verlangsamen Sie Ihren Herzrhythmus, der sich meist beschleunigt hat, wenn man kritisiert worden ist.
- Bitten Sie um Erklärungen, konkrete Beispiele, genaue Hinweise, was die Ihnen unterbreiteten Vorwürfe angeht. Tun Sie das in aller Ruhe.
- Nehmen Sie sich die Zeit zuzuhören. Schalten Sie Ihre Ohren nicht auf Durchzug. Reagieren Sie nicht instinktiv auf verletzende Bemerkungen. Denken Sie nach, bevor Sie antworten.
- Nötigenfalls sprechen Sie später noch mal mit der Person, die Sie kritisiert hat.

Versuchen Sie, positiv zu denken: Und wenn die Kritik nur eine Gelegenheit ist, sich selbst mal infrage zu stellen? Ob sie nun gerechtfertigt ist oder nicht, es ist möglicherweise kein Zufall, dass sie in dieser Form geäußert wurde. Fragen Sie nach. Reden Sie mit Ihrem »Kritiker«. Suchen Sie den wahren Kern. Seien Sie offen für den Austausch. Und sagen Sie sich, dass Sie jederzeit anders reagieren können.

Sie müssen Kritik nicht als Aggression verstehen, wie wir das meistens tun. (Das scheint in unseren Genen zu liegen.) Es ist ein Beweis der Intelligenz und der Reife, wenn Sie Kritik zur persönlichen Weiterentwicklung nutzen können. Zögern Sie also nicht, Ihre Sicht von Kritik zu ändern: Sie ist nicht unbedingt Ausdruck mangelnder Höflichkeit, sondern kann viel dazu beitragen, dass wir uns mit Angehörigen oder Kollegen besser verstehen. Man kann seine Irrtümer schließlich eingestehen, statt sie zur heiligen Kuh zu machen.

Sich wappnen

Es gibt im Leben so manchen strategischen Augenblick, in dem wir in Bestform sein sollten, zum Beispiel wenn wir jemandem eine wichtige Frage stellen müssen, ob es sich nun um einen Kollegen, einen Vorgesetzten, den Partner, das Kind oder den Nachbarn handelt. In einem solchen Fall sollten Sie sich auf das Gespräch vorbereiten.

Schreiben Sie auf, worum es geht, und berücksichtigen Sie dabei die vier Schritte der gewaltfreien Kommunikation. So können Sie einen fruchtbaren, ehrlichen und konkreten Dialog führen.

Wenn Sie glauben, dass Ihre Botschaft nicht ankommt, hören Sie dem anderen zu. Möglicherweise haben Sie nicht klar genug ausgedrückt, worum es Ihnen geht. Vielleicht haben Sie einen der vier Schritte nicht zielführend formuliert:

1. Sie haben die Fakten zu allgemein geschildert, zu ungenau oder sie in Form einer Kritik vorgebracht.
2. Sie haben Ihre Gefühle nicht präzise genug beschrieben (»Ich fühle mich mies dabei, wenn ...«). Oder Sie haben sie in Vorwürfe verpackt.

3. Sie haben Ihre Bedürfnisse nicht geäußert. (Das kommt tatsächlich relativ häufig vor, weil man da meist den Eindruck hat, sich dem Gesprächspartner gegenüber »nackig zu machen«.)
4. Sie haben Ihre Bitte nicht klar genug oder als Forderung vorgebracht.

Zögern Sie nicht, Ihre Botschaft umzuformulieren und genau zuzuhören, was der andere Ihnen sagen will. Ob er nun positiv oder negativ auf Ihre Bitte reagiert, Sie dürfen sicher sein, dass diese Art des Austauschs den gegenseitigen Respekt fördert. Die Beziehung zu diesem Menschen wird so keine Hypothek auf Ihre Zukunft.

Glück kultivieren

Glück muss man pflegen, Optimismus kann man lernen. Und das ist ein Segen, denn die Wissenschaft zeigt: Wenn wir unsere Zukunft positiv sehen, können wir Unglaubliches erreichen. Was also tun? Sehen Sie sich an: Sie sind ein kluger Mensch mit der Fähigkeit zu denken. Sie wissen, dass Ihr Glas immer halb voll statt halb leer sein kann, wenn Sie sich nur dafür entscheiden, positiv zu denken. Daher möchte ich Ihnen im Folgenden noch zehn Ratschläge mit auf den Weg geben, die Ihnen erlauben, Ihr Glück zu kultivieren und somit für das Wohlergehen Ihres Gehirns zu sorgen.

»Ich habe beschlossen, glücklich zu sein, weil es der Gesundheit dient«, sagte François-Marie Arouet einmal. Das ist kein Geringerer als der große Voltaire! Ein Superspruch, oder? Sind Sie nun bereit, eine *positive Einstellung* zu entwi-

ckeln? Dann nichts wie los und das Glück beim Schopf gepackt!

1. Nehmen Sie sich zuerst einmal Zeit für ein paar Fragen

Jeder Mensch hat das Recht auf Glück. Bevor Sie einen Schritt
in diese Richtung unternehmen, müssen Sie sich daher davon
überzeugen, dass Sie es wert sind, glücklich zu sein. Dann können Sie sich mit den Fragen auseinandersetzen, die wir uns –
aus Faulheit oder weil der Alltag uns ständig auf Trab hält – im
Normalfall nie stellen:

* Was hindert mich daran, glücklich zu sein?
* Was macht mir Freude?
* Was brauche ich, um mich glücklich zu fühlen?

Die einfachsten Fragen sind manchmal am aufschlussreichsten,
denn sie fordern Antworten, die uns in vielerlei Hinsicht die
Augen öffnen. Sind Sie der Ansicht, dass die Umweltverschmutzung Sie am Glücklichsein hindert, dann müssen Sie das
zur Kenntnis nehmen und Ihr Leben so organisieren, dass Sie
ihr so wenig wie möglich ausgesetzt sind, wenn Sie sich zum
Beispiel häufig in der freien Natur aufhalten (was Sie natürlich
nicht daran hindern soll, umweltbewusst zu leben und sich für
die Umwelt zu engagieren, wenn Sie das möchten).
    Erkennen Sie, dass Sie am glücklichsten sind, wenn Sie an
kulturellen oder sportlichen Ereignissen teilhaben, dann sollten
Sie das berücksichtigen und Ihre finanziellen Mittel so einteilen,
dass Sie sich die Tickets dafür jederzeit leisten können. Sie können ein Theaterabo buchen, eine Zehnerkarte fürs Kino kaufen

oder einem Sportverein beitreten. Denn wenn man bezahlt hat, geht man gewöhnlich auch hin und findet selbst im dichtestgefüllten Terminkalender noch ein Plätzchen für solch ein Event.

Brauchen Sie hingegen Ruhe, um glücklich zu sein, dann sorgen Sie für Momente, in denen Sie weit abseits vom Lärm der Welt auftanken können.

Sie sehen: Wenn Sie sich diese auf den ersten Blick so banalen Fragen stellen, fällt es Ihnen leichter, Prioritäten zu setzen, und Ihr ganzes Leben gruppiert sich um diese Glücksmomente, die Sie sich erlauben, und nicht um das, was andere von Ihnen wollen.

2. Akzeptieren Sie, was Sie sind

Als kleiner Junge hat man mir beigebracht: Wer in die weite Welt hinauswill, braucht die richtigen Stiefel. Dazu muss man zuerst einmal seine Schuhgröße kennen! Man muss wissen, wer man ist, und sich als diesen Menschen akzeptieren. »Be yourself, everyone else is already taken«, habe ich mal auf einer graffitiübersäten Wand gelesen: »Sei du selbst, alle anderen sind schon vergeben.« Ich hatte damals eine Freundin, die unbedingt Tänzerin im »Crazy Horse« werden wollte, dem berühmten Pariser Cabaret. Aber sie war nun mal nur 1,65 Meter groß, und daran ließ sich auch nicht viel ändern. Ich sah mich in meiner Jugend als Rechtsaußen bei Paris Saint-Germain. Ich habe allerdings schnell kapiert, dass dies nicht meine Berufung war. Alles kam in Ordnung, als wir beide akzeptierten, was wir waren: für anderes geschaffen.

Warum also sollten auch Sie nicht ein wenig nachsichtiger und verständnisvoller mit sich selbst umgehen? Scheitern ist wie Gelingen Teil des Lebens und damit nie etwas Endgültiges. Perfektion ist nicht der Weg zum Glück. Wir brauchen Ziele, aber wer sich auf Teufel komm raus auf ein bestimmtes Ziel fixiert, verhindert seine Selbstverwirklichung und kultiviert eine negative Einstellung. Seien Sie Optimalist: Konzentrieren Sie sich immer auf das Bestmögliche. Der Optimalist akzeptiert das Offensichtliche. Leiden und Scheitern ist Teil der wirklichen Welt. Aber er macht trotzdem weiter, und zwar ohne sich dabei etwas vorzugaukeln.

3. Klären Sie Ihre Ziele

Bereiten Sie den Weg für Ihre weiteren Schritte. Sie wissen jetzt, was Sie gern machen würden, und verschaffen sich die nötige »Ausrüstung«. Nehmen Sie nun ein Blatt Papier und einen Stift und halten Sie Ihre Ziele so genau wie möglich schriftlich fest. Tappen Sie dabei nicht in die Falle, das tun zu wollen, was jemand anders will. Konzentrieren Sie sich auf Ihre Herzenswünsche. Auf *Ihre* Wünsche, nicht auf die der anderen. Wenn Sie sich beispielsweise wünschen, wieder mehr zu lesen, dann schreiben Sie nicht: »Mehr lesen.« Oder: »Mehr Bücher lesen.« Das ist viel zu vage formuliert, um tatsächlich einen Effekt zu erzielen. Schreiben Sie lieber: »Jede Woche ein Buch lesen.« Oder: »Jeden Monat ein Buch lesen.« Diese Genauigkeit ist entscheidend für die Verwirklichung Ihrer Wünsche. So hört sich das auch mehr nach einem Versprechen an, das Sie sich selbst geben. Auch wenn Sie schreiben: »Mein Spanisch verbessern«, weiß man nicht so recht, was gemeint ist. Sie haben realistischere Chancen auf eine Umsetzung, wenn Sie schreiben: »Einen Spanischkurs mit mindestens drei Wochenstunden belegen.« Vor allem, wenn Sie sich auch gleich einschreiben und den Kurs sofort bezahlen.

Sobald Sie Ihre Wünsch-dir-was-Liste fertig haben, treffen Sie die nötigen Vorkehrungen für die Realisierung Ihrer Ideen. Das wird Ihren Alltag verändern, aber schließlich geht es um Ihr Glück. Einen Rat allerdings möchte ich Ihnen noch mit auf den Weg geben: Fangen Sie klein an. Meist sind – wie es so schön heißt – die Augen größer als der Magen. Aber zu viel zu wollen führt schnell zum Überdruss. Gehen Sie hübsch Schritt für Schritt vor. Manchmal können Sie auch zwei Schritte auf einmal machen. Aber nicht mehr. Wichtig ist die Verpflichtung, die Sie sich selbst gegenüber eingehen. Und: Seien Sie ruhig ein bisschen stolz, wenn Sie es schaffen!

4. Die Spreu vom Weizen trennen

Auch wenn etwas wichtig zu sein scheint, bedeutet das nicht unbedingt, dass es auch dringend ist. Aber wir verwechseln das gern. Und rennen hierhin und dorthin, nur um am Ende ausgerechnet das zu vergessen, was wir keineswegs hätten übersehen dürfen. Von nun an werden Sie all Ihre Aufgaben gründlich durchsieben und das Dringende vom Wichtigen scheiden. Sie ordnen alles systematisch unter dem Gesichtspunkt: »Ist das jetzt wichtig? Und ist es auch dringend?« Das Dringende hat die oberste Priorität (auf ein Arbeitsplatzangebot reagieren, ein Visum beantragen, weil Sie auf Auslandsreise gehen). Aber Sie sollten das Wichtige darüber nicht vergessen (das Walken im Park oder Ihren abendlichen Malkurs).

Was Ihre persönlichen Ziele angeht, dürfen Sie hingegen einen globalen Ansatz pflegen: Wenn Sie beispielsweise »weniger aggressiv« sein wollen, dann seien Sie weniger aggressiv in der Arbeit, zu Hause, in der Freizeit, mit Ihren Kindern, Ihren Freunden et cetera. Also überall und jederzeit. Dasselbe gilt für den Vorsatz, großzügiger zu sein, weniger schüchtern, kühner, verführerischer und so weiter.

5. Vertrauen Sie sich selbst

Wenn Sie fest davon überzeugt sind, dass Sie dies oder jenes niemals schaffen werden, dann wird das auch so eintreten, was Ihnen zumindest die Enttäuschung erspart. Bedauerlich wäre es aber trotzdem, denn wenn Sie sich vom Gegenteil überzeugen können, ist alles möglich. Meist ist das Schwierigste, die lähmende Angst zu überwinden, sei es nun die Angst vor dem Scheitern, vor der Liebe, vor dem Schmerz, vor dem Erfolg oder vor dem Niedergang. Denn Angst lähmt immer. Angst verleitet uns dazu, alles auf die lange Bank zu schieben (nach dem Motto »Was du heute kannst besorgen, hat auch noch Zeit bis morgen!«). Wir tun also nicht, was wir eigentlich zu tun hätten.

Und doch bin ich sicher: Wenn Sie zurückschauen, werden Sie mühelos Momente in Ihrem Leben finden, in denen Sie Erfolg hatten, und zwar auf allen Ebenen – im Beruf, in der Liebe, beim Geldverdienen. Erinnern Sie sich noch an den Tag, an dem genau die Frau Sie anlachte, die Sie schon wochenlang angeschmachtet hatten! An die Prüfung, bei der Sie so gut abschnitten, obwohl Sie das nie gedacht hätten! An die sportliche Leistungsmarke, die Sie wider Erwarten geknackt haben! Um die Lähmung abzuschütteln, müssen Sie Ihr Selbstvertrauen nähren mit all den kleinen persönlichen Siegen, die Ihren Weg gesäumt und Ihr Leben verschönert haben. Auch wenn sie schon lange zurückliegen. Versetzen Sie sich einfach zurück in die Vergangenheit. Auch damals standen Sie vor einem augenscheinlich unüberwindbaren Hindernis. Versuchen Sie zu verstehen, was Sie seinerzeit ausgebremst hat. Und welche Stärken Sie eingesetzt haben, um Ihre eigene Negativprognose zu widerlegen. Meist ähneln sich die Herausforderungen in unserem Leben. Also kramen Sie in Ihrer Vergangenheit und verlassen Sie sich auf Ihre Erfahrung. Mit dieser Perspektive werden Sie eine ganze Reihe von Fähigkeiten an sich wiederentdecken, die Sie künftig im Hinterkopf behalten sollten.

6. Sport tut gut – erwiesenermaßen

Körperliche Bewegung ist für den Menschen lebensnotwendig. Der Homo sapiens wurde nicht dazu geschaffen, den Aufzug oder die Rolltreppe zu nehmen und Stunden vor dem Computer zu hocken. Unsere Vorfahren lebten als Jäger und Sammler. Sie waren viel in Bewegung und verbrauchten dabei Energie. Niemand hat je einen Pkw vor dem Eingang einer Neandertalerbehausung stehen sehen beziehungsweise eine Weinprobe in der altsteinzeitlichen Höhle genossen.

Wir brauchen Bewegung, um das Glückshormon Serotonin produzieren zu können. Da gibt es nur einen Weg: Sport. Auch hier müssen Sie zunächst die klassische Ausrede Zeitmangel entkräften. Je weniger Zeit Sie haben, desto mehr werden Sie von körperlicher Bewegung profitieren. Gehen, schwimmen, tanzen Sie! Fahren Sie Rad, oder üben Sie Yoga. Sie müssen nur loslegen! Fangen Sie klein an. Teilen Sie Ihr Ziel in winzige Schritte auf: anfangs einmal die Woche, dann zweimal. Sport stärkt das Selbstvertrauen, hilft beim Denken, macht schön und verlängert das Leben ... Kurz gesagt: Er macht Ihnen Feuer unter dem Allerwertesten. Vergessen Sie Churchills berühmt-berüchtigten Ausspruch, der auf die Frage nach dem Geheimnis seiner Langlebigkeit einfach nur geantwortet hatte: »No sports.« Wenn ich als Arzt je einen dummen Spruch gehört habe, dann ist es dieser.

7. Das Leben ist schön

Haben Sie vielleicht den Film »Das Leben ist schön« mit Roberto Benigni gesehen? Der noch im Konzentrationslager seinem Sohn eine Komödie vorspielte, um ihm so das Leben zu retten. Natürlich, das war nur ein Film, sozusagen ein Märchen. Doch als Grundeinstellung bringt uns diese Haltung wirklich weiter, vor allem in wesentlich weniger dramatischen Situationen. Denn nichts im Leben ist sicher, nicht einmal das Allerschlimmste ...

Freuen Sie sich einfach an all den netten Kleinigkeiten, die Ihnen widerfahren. Das ist jetzt keine Aufforderung, Freudensprünge zu vollführen, wenn Sie in einen Hundehaufen getreten sind (obwohl viele darüber ja herzlich lachen können – solange sie als Beobachter danebenstehen). Aber Sie können doch die glücklichen Augenblicke genießen, die Sie mit Ihrer Familie und Ihren Freunden teilen, das schöne Wetter, die Landschaft oder eine angenehme Überraschung. Seien Sie offen für diese Kleinigkeiten. Sie sind die Geschenke des Lebens an Sie.

8. Loslassen

Und wenn Sie jetzt kurz entschlossen einfach losließen? Ich verspreche Ihnen, das ist sehr viel leichter, als alles kontrollieren zu wollen. Lassen wir ein wenig Raum entstehen zwischen uns und den Ereignissen in Vergangenheit oder Zukunft, so bedeutet dies, dass wir mehr in der Gegenwart und damit intensiver leben. All das »Wenn« und »Aber«, all das »Vielleicht« und »Hätte« – wir kleben an der Vergangenheit und sorgen uns wegen der Zukunft. Darüber vergessen wir ganz, dass unser Leben sich jetzt abspielt, in dem Moment, in dem wir unseren Grübeleien nachgehen.

Loslassen heißt keineswegs, dass wir uns von allem abwenden, uns nicht mehr aufregen und zu Zynikern werden, die sich mit allem abfinden, insbesondere mit den Hindernissen, die sich vor uns aufzutürmen scheinen. Auch nicht, dass wir gleichgültig in den Tag hineinleben, das Vorsorgen und Vorbeugen unterlassen. Nein, es heißt einfach nur, dass wir die Menschen und das Leben nicht »im Griff« haben können. Wie den Tod zum Beispiel. Gut, ich geb's zu. Das ist schon ein recht extremes Beispiel. Wir wissen alle, dass er uns eines Tages ereilen und nicht mit sich verhandeln lassen wird. Wer hier nicht loslassen kann, ist nur noch aufs Ende fixiert. Und doch ändert das nichts an den Tatsachen. Kann man seine Endlichkeit nicht akzeptieren, verbringt man einen Großteil seines Lebens damit, sich um etwas zu sorgen, worüber man keine Macht und keine Kontrolle hat. Ziemlich töricht, nicht wahr? Wer loslassen kann, stirbt zwar am Ende genauso, hat aber wenigstens vorher gelebt. Das ist doch viel klüger, oder nicht?

9. Sich von negativen Gedanken befreien

Unser Kopf ist so programmiert, dass wir negative Gedanken kommen sehen und mit wahrer Begeisterung daran festhalten. Sie ziehen negative Emotionen nach sich, die Stress auslösen und uns jede Menge Energie kosten. Resultat: null. Solche Gedanken sollten wir identifizieren und dann gehen lassen. Sie neigen dazu, mit Bedauern auf Ihr Leben zurückzublicken? Wozu? Sie kochen zu gern all jene Momente auf, die Sie nicht zu Ihrem Besten nutzen konnten? Das bringt gar nichts. Nur dass wir wieder einmal nicht in der Gegenwart weilen, keine Gelegenheit beim Schopf packen können und später einmal mehr voll Bedauern auf eine verpasste Chance zurückblicken! Sie werden mir den Gemeinplatz verzeihen, aber heißt es nicht immer: Was vorbei ist, ist vorbei?

Einer der hartnäckigsten negativen Gedanken ist der Neid. »Das Gras auf der anderen Seite des Zauns ist immer grüner«, besagt ein englisches Sprichwort. Hat der Neid je ein Problem gelöst? Hat er Ihnen je Glück beschert? Natürlich nicht … Daher sollten Sie sich einfach nicht mit anderen vergleichen.

10. Verzeihen können

Das ist ein heikles Thema, und ich weiß, dass wir es schon angesprochen haben. Verzeihen erfordert Charakter und Seelengröße. Warum versuchen Sie es nicht einfach mal? Nicht ganz einfach, aber so befreiend! Wie hat Mahatma (das heißt »die große Seele«) Gandhi dies doch ausgedrückt? »Schwache Menschen können nicht vergeben. Versöhnung ist nur den Starken gegeben.« Also, seien Sie stark. Sie sind besser für die Zukunft gewappnet, wenn Sie vergeben können. Dem Leben, Ihren Freunden, Ihren Eltern – oder wer auch immer Sie verletzt haben mag.

Das soll nicht bedeuten, dass Sie das erfahrene Leid leugnen sollen. Ganz im Gegenteil: Sie müssen dieses Leid benennen (Schmerz, Trauer, Wut, Frustration …), es einem Menschen sagen, der Sie verstehen kann. Sie müssen alles tun, damit Ihnen das nicht noch einmal geschieht (den Menschen verlassen, der Sie verletzt hat, oder sich anderweitig dem Geschehen entziehen). Zu vergeben heißt nicht, dass Sie von Ihrem Peiniger Gerechtigkeit fordern, seine Taten gutheißen oder weiter mit ihm Umgang pflegen müssen. Es erfordert Zeit, aber wenn Sie den Mut aufbringen zu verzeihen, werden Sie danach glücklicher sein.

Glücklich zu sein heißt, dass wir alles Positive in uns stärken und fördern und zu unserem Besten nutzen. Vergessen Sie nicht, tagsüber immer wieder das »Dreieck der Achtsamkeit« zu entspannen: Hals, Schultern und Kiefermuskulatur. Zu diesem Zweck atmen Sie dreimal tief ein und aus. Machen Sie es sich zur Aufgabe, dreimal täglich etwas zu tun, was Ihnen Spaß bereitet: ein paar Seiten in Ihrem Lieblingsbuch lesen, Ihren Lieben etwas Nettes sagen, mit einer Freundin frühstücken, tanzen, hüpfen, laufen. Sie sollten sich auf jeder Ebene mit Positivem aufladen: körperlich, geistig und seelisch.

Ein Witz, und alles ist in Ordnung!

Geht ein Mann zum Arzt. Der Arzt bittet ihn ins Sprechzimmer. Er quetscht sich in den Stuhl. Dieser ächzt heftig. Sagt der Arzt: »Sie sind zu dick. Das ist schlecht für Ihre Gesundheit.« Entgegnet der Patient: »Nun, da möchte ich aber lieber doch noch eine zweite Meinung hören.« Meint der Arzt: »Na ja, und Ihre Frisur gefällt mir auch nicht!«

Wenn Sie jetzt nicht geschmunzelt haben, kann ich Ihnen auch nicht mehr helfen. Ziehen Sie bloß eine Schnute, dann aktivieren Sie zwar auch alle möglichen Muskeln, die vermutlich schon seit Ewigkeiten nichts mehr zu tun hatten. Haben Sie aber gelacht (was gut ist!), dann profitiert auch Ihr Gehirn davon. Schon in der Antike hieß es, Lachen mache gesund. Ja, Lachen desinfiziert und entspannt den Geist und versüßt uns sogar die Tränen. Es beruhigt ohne Nebenwirkungen, und die französische Schriftstellerin, Journalistin und Historikerin Irène Frain meint sogar, es sei das beste Antidepressivum überhaupt. Kein Wunder, geht doch alles vom Gehirn aus. Das Lachen ist in der rechten Gehirnhälfte zu Hause, genauer gesagt im präfrontalen Kortex. Dort, wo die Kontrolle über unsere Persönlichkeit angesiedelt ist. Aber es wirkt auch auf das limbische System, den Sitz der Emotionen, der ängstlichen ebenso wie der angenehmen. Der präfrontale Kortex empfängt ein Signal, eine Art »Kitzeln«. Sofort diktiert er dem limbischen System, wie es auf dieses Signal reagieren soll. Einige Spezialisten meinen, Lachen bewirke eine erhöhte Dopaminausschüttung. Der Neurotransmitter Dopamin ist für unsere Lustempfindungen zuständig. Lachen lässt außerdem die Serotoninproduktion anlaufen. Serotonine sind natürliche Opiate, die entspannend wirken. Diese beiden Mechanismen sollen dafür verantwortlich sein, dass Lachen Angst und Nervosität lindert. Das könnte ohnehin nur einer bestreiten, der noch nie gelacht hat.

Es braucht keine wissenschaftlichen Untersuchungen, um festzustellen, dass ein herzliches Lachen alle Muskeln im Körper entspannt und ein Gefühl des Wohlbefindens erzeugt. Also lassen Sie die Gelegenheit für einen Lacher nicht ungenutzt verstreichen. Wissen Sie, was Sie zum Lachen bringt? Bestimmte Freunde und Bekannte? Treffen Sie sich öfter mit ihnen! Ein bestimmter Humorist? Kaufen Sie Tickets für seine Vorstellung! Satire? Schalten Sie die entsprechenden Fernsehsendungen ein. Und erzählen Sie dann all Ihren Freunden davon.

Unser Gehirn und der Sport

Kopf und Beine

Es ist längst eine Binsenweisheit, und ich habe es in diesem Buch schon angesprochen: Sport fördert die Gesundheit. Doch wir neigen immer noch dazu, »Gesundheit« rein auf unseren Körper zu beziehen: Wir sind schlanker, haben mehr Ausdauer, unsere Muskeln sind straffer und so weiter. Aber Sport fördert auch die geistige Gesundheit. Ja, das Gehirn eines Sportlers ist fitter als das eines Nichtsportlers. Auf jeden Fall hat es mehr Möglichkeiten, der Depression zu entkommen, mit Stress fertigzuwerden und mit anderen Faktoren, die unserer geistigen Gesundheit zu schaden drohen. Denn geistige und körperliche Gesundheit sind eng verknüpft.

Wer nie Sport getrieben hat, kann sich das Gefühl der Befriedigung, das sich nach sportlichen Aktivitäten gewöhnlich einstellt, nicht vorstellen. Man hat, wie es so schön heißt, »den

Kopf frei gemacht«. Man fühlt sich so unbeschwert, dass man wieder bereit ist, etwas Neues anzupacken. Sport entlastet, weil er uns zwingt, uns ganz auf die bevorstehende Aufgabe zu konzentrieren. Man kann nicht Tennis spielen und gleichzeitig checken, wer gerade eine SMS geschickt hat. Man geht nicht rudern und liest dabei den letzten Geschäftsbericht der Firma. Beim Sport denkt man nicht über die Probleme nach, die einem ansonsten den Alltag vermiesen. Man putzt sein Gehirn durch, sodass die kleinen grauen Zellen hinterher in neuem Glanz erstrahlen.

Ein Körper, der zu viel rastet, der rostet. Völlig klar. Jede Anstrengung ist ihm zu viel, die kleinste Belastung bringt ihn sofort an seine Grenzen. Er verfügt weder über Kraft noch über Geschmeidigkeit. Dies löst negative körperliche Empfindungen aus, die sofort ans Gehirn weitergeleitet werden. Das Gehirn, die Kontrollzentrale unseres Organismus, übersetzt diese Signale sofort in negative Gedanken. Und ein Gehirn, das von negativen Gedanken belastet wird, wird in seiner Funktionsfähigkeit eingeschränkt. Glücklicherweise funktioniert das auch umgekehrt. Das Gehirn analysiert, interpretiert und konvertiert alle körperlichen Empfindungen, die Wohlbefinden signalisieren, sofort in positives Denken. Ist der Körper in Form, ist es in der Regel auch das Gehirn.

Diese Verbindung zwischen Körper und Gehirn wird von den Neurotransmittern geschaffen, Botenstoffen, die während körperlicher Betätigung produziert werden. Sicher kennen Sie die einschlägigen Fachbegriffe bereits:

- *Serotonin* reguliert unter anderem den Schlaf-wach-Zyklus, den Schmerz, die Angst, das Essverhalten und die sexuellen Bedürfnisse.

- *Noradrenalin* steuert unsere Aufmerksamkeit, Wachsamkeit, unsere Emotionen und unser Lernverhalten. Außerdem ist es fürs Gedächtnis und für unseren Stresspegel verantwortlich.
- *Dopamin* beeinflusst unsere Motivation, den Schlaf, das Gedächtnis, die Sprache, das Denken, das Lernverhalten, die Aufmerksamkeit und die Entscheidungsfindung.

Bei solch einem weiten Aktivitätsspektrum ist es verständlich, dass unsere Neurotransmitter eine wesentliche Rolle dabei spielen, wie Körper und Geist auf Störfaktoren reagieren: Ängste, Wut, Impulsivität, Aggressivität, finstere Gedanken … Zusammen sind diese drei stärker als alle Antidepressiva der Welt, weshalb man sie auch in den entsprechenden Medikamenten findet. Leider verlieren diese manchmal an Wirkung, wenn die Behandlung unterbrochen wird. Außerdem ist es schade, dafür so viel Geld auszugeben, wenn der Körper diese Stoffe doch selbst produzieren kann – indem man ein bisschen Sport treibt! Allen eingefleischten Sportmuffeln möchte ich daher an dieser Stelle erklären, was ich unter »Sport« verstehe: sich bewegen, ohne ständig auf die Smartwatch zu gucken, ob man auch ja seinen letzten persönlichen Rekord eingestellt hat. Das Wichtigste ist, dass Sie auf Ihrem Niveau beginnen. Dann sendet der Körper in jedem Fall positive Signale ans Gehirn, das Ihnen dies hundertfach vergilt, indem es Sie mit einem nie gekannten Gefühl des Wohlbefindens durchflutet. Wenn Sie nur dreimal pro Woche eine halbe Stunde Sport treiben, treten Sie sozusagen eine Lawine positiver Wirkungen los. Ihr Selbstbild und Ihre Selbstsicherheit werden sich positiv verändern. Sie werden Ihrem Körper vertrauen lernen. Was wiederum Ihre Selbstachtung zunehmen lässt.

Ob Sie nun ab morgen walken oder schwimmen, notieren Sie nach dem Sport Ihre Leistung. Sie werden erstaunt sein, wie schnell Sie sich steigern … Wenn Sie noch nie gejoggt haben, sollten Sie mit zehn Minuten anfangen. Schon nach gut zehn Einheiten werden Sie locker eine halbe Stunde laufen, ohne sich anzustrengen. Dann können Sie langsam, nach eigenem Gutdünken steigern. Was keine intensive Selbstanalyse erfordert, denn Sie werden ganz von allein Lust auf mehr bekommen! Dasselbe gilt fürs Schwimmen: Die erste Bahn wird Ihnen endlos lang vorkommen. Möglicherweise müssen Sie sogar am Beckenrand kurz pausieren und sich ausruhen. Aber bald darauf werden Sie Bahn um Bahn zurücklegen, und das mit einer Lockerheit, die Sie selbst überraschen wird. Das ist gut fürs Ego. Naturdoping sozusagen!

Aber auch schon im ganz normalen Alltag können Sie sich »sportlich« betätigen: Lieber die Treppe als den Lift zu nehmen wirkt sich nicht nur segensreich auf Ihre Wadenmuskeln aus, es ist auch gut für Ihren Denkapparat. Das jedenfalls zeigt eine Studie kanadischer Wissenschaftler an der Universität Concordia. Wer täglich die Treppe nimmt, verzögert die Alterung seines Gehirns um sieben Monate. Die Forscher haben 331 Personen zwischen 19 und 79 Jahren untersucht und das Volumen der grauen Substanz in ihrem Gehirn gemessen. Ach ja, noch etwas: Mit der Rolltreppe funktioniert das natürlich nur, wenn sie außer Betrieb ist.

Endorphine – die Ekstase-Hormone

Wer mit gewisser Intensität einen Ausdauersport praktiziert (Schwimmen, Joggen, Langlauf, Radfahren, es gibt eine ganze Reihe davon), kennt den Rausch, in den die Endorphine uns versetzen können. Sie werden vom Körper (genauer gesagt von der Hypophyse und vom Hypothalamus) freigesetzt, wenn der Körper eine gewisse Belastungsgrenze überschreitet. Unter hoher körperlicher Beanspruchung wirken Endorphine vereinfacht gesagt wie Morphium: Man spürt den Schmerz nicht mehr. Und zwar nicht nur körperlich, sondern auch neurologisch; das heißt, auch im Gehirn ist die Schmerzempfindung abgeschaltet. Setzen wir Endorphine frei, stabilisiert dies unsere mentale Gesundheit. Mitunter führt dies sogar zu jenem speziellen Zustand, den die Wissenschaft als »Flow« bezeichnet, in dem wir uns einer Aufgabe so konzentriert widmen, dass wir nicht merken, wie die Zeit vergeht. Um in den Flow zu gelangen, müssen wir uns mitunter schwierigen und fordernden Aufgaben stellen, Grenzen überschreiten, als würde uns neues Leben geschenkt. Pure Ekstase also in Körper und Geist.

Laufen und Intelligenz

Vielleicht kennen Sie den lateinischen Spruch »Mens sana in corpore sano«, der bedeutet: »In einem gesunden Körper [möge auch] ein gesunder Geist [wohnen].« Sollte man Sie nach der Quelle fragen: Er stammt aus der zehnten Satire von Juvenal. Wie auch immer man ihn interpretiert, der Spruch beweist auf jeden Fall eines: Die Verbindung zwischen Geist und Körper war schon in der Antike bekannt (denn Juvenal war ein lateinischer Dichter, der um die Wende vom 1. zum 2. Jahrhundert n. Chr. lebte). Und natürlich hatten die alten Römer recht. Eine wissenschaftliche Untersuchung aus Finnland (an Ratten, von deren Hirn man auf das menschliche schloss) hat gezeigt, was sich in unserem Kopf abspielt, wenn wir uns bewegen: Es bilden sich neue Neuronen (man nennt diesen Vorgang »Neurogenese«). Und zwar im Hippocampus, der Region des Gehirns, die für die Gedächtnisbildung und die Orientierung im Raum verantwortlich ist.

Das alles ist jetzt natürlich nicht so zu verstehen, dass man nur ein wenig laufen müsste, um schlauer zu werden. Diese zusätzlichen Neuronen sind allerdings ganz praktische Ressourcen, die die Natur Ihnen zur Verfügung stellt, falls Sie sie brauchen sollten. Wenn Sie sie ungenutzt lassen, bewegt sich auch Ihr IQ kein bisschen …

Was fürs klassische Laufen gilt (das gute, alte Jogging, bei dem man das Tempo immer auf demselben Niveau hält, sodass man sich noch unterhalten könnte), trifft jedoch nicht auf das HIIT zu. HIIT ist schon etwas für Fortgeschrittene. Die Abkürzung steht für *High Intensity Interval Training*. Hierbei werden regelmäßig kurze Einheiten intensiver Belastung eingelegt, bevor man zur aktiven Erholung zurückkehrt. Vereinfacht gesagt heißt dies, dass Sie zwischen dem gemütlichen Trab immer wieder kurze Sprints einlegen. Die Untersuchung der finnischen Wissenschaftler belegt, dass dies für die Neurogenese nur wenig bringt. Auch beim intensiven Gewichtstraining hat sich gezeigt, dass es die Neurogenese nicht ankurbelt. Das ist aber kein Grund, Trübsal zu blasen: Dafür belohnt es Sie mit einer stattlichen Muskulatur, was ja auch nicht schlecht ist …

Das Gehirn eines Neugeborenen

Sie sind schwanger? Dann sollten Sie keinesfalls mit dem Sport aufhören, falls Sie daran gewöhnt sind und Ihr Hausarzt keine Einwände hat. Sport ist gut für Sie und damit auch für Ihr Baby. Vor allem für seine Gehirnentwicklung. Das jedenfalls haben kanadische Wissenschaftler festgestellt, die eine Reihe von werdenden Müttern untersuchten. Man teilte diese in zwei Gruppen ein: Die erste bestand aus Frauen, die einen weitgehend sitzenden Lebensstil pflegten, die andere aus Frauen, die während der Schwangerschaft moderat Sport trieben, das heißt dreimal wöchentlich etwa zwanzig Minuten. Als werdende Mutter sollte man sich schließlich nicht überbelasten …

Nach der Entbindung wurden Elektroenzephalogramme der Neugeborenen gemacht, um ihre Gehirnaktivität zu untersuchen. Und was, glauben Sie, hat sich dabei herausgestellt? Ja, die sportlichen Mütter haben »gewonnen«! Die Neurologen stellten fest, dass deren Babys intensivere Gehirntätigkeit zeigten, wenn man zum Beispiel ihr Gehör stimulierte, ganz egal, ob die Laute ihnen nun bekannt waren oder nicht. Ergo: Wenn Mama Sport treibt, hat das Baby ein besseres auditives Gedächtnis.

Schach macht schlau

Es gibt beim Sport ja große Unterschiede … Eine Disziplin speziell zeichnet sich hier vor allen anderen aus, wenn es um die geistige Gesundheit geht. Genau, Schach. Schach fordert nämlich das Gehirn. Sie können es allein am Computer spielen oder gegen einen Kontrahenten. Es gibt auch Apps, die den Vorteil haben, dass sie sich auf Ihr Niveau einstellen. So machen Sie Fortschritte ganz nach Ihrer Fasson. Außerdem können Sie eine elektronische Partie jederzeit unterbrechen.

Im Folgenden nenne ich Ihnen zehn gute Gründe zu lernen, warum der Läufer immer diagonal zieht und die Dame immer stärker ist als der König. Das wird den Feministinnen unter Ihnen gefallen und die Machos empören.

1. Vom siebten bis zum 77. Lebensjahr und darüber hinaus

Man ist nie zu alt, um Schach zu lernen und Spaß daran zu haben. Das Wichtigste ist, dass man einen Gegner findet, der das eigene Niveau hat. Wie alt der ist, ist nicht von Belang. Hier spielen Jugendliche mit Senioren, ohne dass eine Gruppe einen Vorteil hätte. Auch die Herkunft ist nicht wichtig: ob nun Franzosen mit Serben spielen oder Deutsche mit Österreichern. (Wobei Letztere jeweils im Vorteil sein könnten, denn Schach wird in Österreich und in den Balkanländern regelmäßig im Kaffeehaus gespielt.)

2. Schach ist viel einfacher, als man denkt

Anders, als die meisten Menschen glauben, ist es nicht schwer, das Schachspiel zu erlernen. Man muss nur wissen, wie sich die verschiedenen Figuren bewegen dürfen. Es ist ein bisschen wie beim Radfahren: Hat man es einmal gelernt, vergisst man es nicht mehr. Und dann müssen Sie spielen, spielen, spielen, damit Ihnen die Züge in Fleisch und Blut übergehen. Sie werden überrascht sein, welche Fortschritte Sie schon bald machen.

3. Schach ist gut fürs Gedächtnis

Mit einiger Erfahrung kann sich der Spieler bestimmte Eröffnungen merken. Das geht ganz von selbst. Auch stellt sich immer öfter der Eindruck ein, dass man spezielle Situationen schon erlebt hat. Die Lösungen sind dann schneller parat. Man kann gerade noch seinen Kopf aus der Schlinge ziehen oder den Gegner selbst in eine Falle locken.

4. Schach ist gut für die Konzentration

Man kann nicht gleichzeitig Schach spielen und fernsehen! Schach ist Gehirnjogging und erfordert, dass die Spieler völlig bei der Sache sind. Sie wollen schließlich den Gegner schachmatt setzen. Dazu müssen Sie zum einen die Absichten des Gegners vorausahnen, zum anderen selbst eine Strategie entwickeln. Das nimmt einen ganz schön in Anspruch!

5. Schach ist gut fürs logische Denken

Das Wichtigste beim Schach ist zunächst, dass man sich den König nicht abnehmen lässt. Ist der einmal abgesetzt, hat man verloren. Daher muss man diese höchst kostbare Figur schützen und notfalls bereit sein, andere dafür zu opfern. Das erfordert logisches Denken.

6. Schach ist gut für die Kreativität

Beim Schach gibt es 32 Figuren, die auf den 64 Feldern des Schachbretts ziehen dürfen. Das ergibt eine unglaubliche Menge möglicher Konstellationen. Sie wollen Zahlen? Halten Sie sich fest! Ein Spieler hat zu Beginn zwanzig Möglichkeiten, einen Zug zu machen, sein Gegner ebenso. Beim zweiten Zug sind es schon 400 ... Beim dritten 20 000 ... Kurz gesagt, wir erreichen in Kürze den sogenannten »Shannon-Wert«. Dieser ist benannt nach Claude Elwood Shannon, einem Informationstheoretiker, der der staunenden Welt verkündete, die Anzahl möglicher Schachpartien belaufe sich auf 10^{120}! Das ist eine Eins mit 120 Nullen. Daher bleibt man im Schach auch immer Lehrling. Es gibt nichts Besseres, um seinen Kopf fit zu halten, als neue Kombinationen zu finden.

7. Schach ist gut für die Reflexionsgabe

Sie werden bald merken, dass man als Schachspieler gründlich überlegen sollte, bevor man einen Zug macht. Jeder Fehler wird sofort bestraft.

8. Es lebe die Unabhängigkeit!

Der Schachspieler steht seinem Kontrahenten allein gegenüber. Er kann nur auf sich selbst zählen, auf sein Gedächtnis, seine Kreativität. Nur sein Urteil lässt ihn die eine oder andere Figur verrücken. Das vermittelt ein Gefühl von Unabhängigkeit und Verantwortung.

9. Die perfekte Selbstmotivation

Jeder Schachspieler, selbst der blutigste Anfänger, will nur eines: gewinnen! Ich kenne nur wenige Aktivitäten, bei denen die Kontrahenten einander so gleichgestellt sind. Niemand stört das Spiel. Keine Strafen drohen. Jeder Spieler hat dieselbe Anzahl Steine, die Aufstellung ist auf jeder Seite des Schachbretts dieselbe. Nun müssen Sie den besten Plan ersinnen, um Ihren Gegner zu schlagen. Das motiviert!

10. Die Psychoshow

Das Schachspiel lehrt uns eine ganze Reihe psychischer Fähigkeiten: Geduld, Willenskraft und Nervenstärke. Sie müssen Ihre Impulsivität ablegen. Und Ihre Siege werden Ihr Selbstbewusstsein stärken.

Der Russe Wladimir Kramnik war von 2000 bis 2007 Schachweltmeister und (mit Anatoli Karpow) der Einzige, der Garri Kasparow besiegt hat. Er setzt sich dafür ein, dass Schach schon in der Grundschule gelehrt wird. Und tatsächlich ist dies in vielen Ländern wie Venezuela, Island und Russland auch der Fall. Kramnik sieht darin eine Gelegenheit für Kinder zwischen sechs und zehn Jahren, ihr logisches Denkvermögen und ihr Gehirn zu schulen. Denn Schach ist Fitnesstraining fürs Gehirn. Und zahlreiche Versuche an Schulen geben ihm recht.

Bei einer in Hongkong durchgeführten Studie entdeckte man, dass Kinder ihre schulischen Leistungen in Mathematik und Naturwissenschaften um 15 Prozent verbesserten, nachdem sie das

Schachspielen erlernt hatten. Eine andere Studie aus New York zeigt eine ähnliche Steigerung bei der Lesefähigkeit. Und eine weitere von der Universität Trier belegt, dass Kinder, die Schachspielen lernen, ihren Altersgenossen auch in puncto Wahrnehmung, Konzentration und Motivation überlegen sind. Keinerlei positive Auswirkungen allerdings zeigten sich bei der Rechtschreibung ...

Yoga: gar nicht locker!

Yoga ist eine Disziplin, die im alten Indien entstand. Die Literatur dazu ist so umfangreich geworden, dass es geradezu vermessen wäre zu versuchen, alles Yogawissen in nur einem Kapitel zusammenzufassen. Wenn ich an dieser Stelle darauf eingehe, dann in erster Linie deshalb, weil es mittlerweile ein recht beliebter »Sport« geworden ist.

Ja, ein Sport! Natürlich gibt es im Yoga keine Ziellinien und Pokale, nicht einmal ein Ziel im eigentlichen Sinne. Adrenalinjunkies wären hier unweigerlich enttäuscht! Wer jedoch Geschmeidigkeit, Ausdauer und Muskelkraft als wesentliche Faktoren einer sportlichen Betätigung sieht, kommt hier voll auf seine Kosten: Das Yoga mit seinen 7000 Stellungen (da kann das Kamasutra wirklich einpacken!) bietet tatsächlich alles, was ein wettbewerbshungriger Geist braucht, auch wenn man die Siege immer nur über sich selbst davonträgt. Aber schon das Gerede vom Sieg ist Unsinn. Der Yogi siegt nicht. Der Yogi verwirklicht sich selbst, meditiert, macht sich mit seiner Atmung vertraut und bekämpft seine Steifheit mit mehr oder weniger schwierigen Stellungen und Bewegungen, die nur dann perfekt ausgeführt werden können, wenn er sein Bewusstsein ebenso geschmeidig gemacht hat.

Auch hier muss der Geist voll präsent sein, und das tut Gehirn und Körper gleichermaßen gut. An der Harvard Medical School hat sich eine Wissenschaftlerin mit den Auswirkungen des Yoga auseinandergesetzt, genauer gesagt mit den Auswirkungen der Meditation, die ja ein wesentlicher Bestandteil des Yoga ist. Sie entdeckte, dass durch tägliche Meditation der Abbau der Gehirnrinde, der mit fortschreitendem Alter unvermeidlich ist, reduziert werden kann. Außerdem meint sie, Meditation stärke das Gedächtnis und die Konzentration ebenso wie die Entscheidungsfindung, während sie gleichzeitig Stress, Angst und Schlaflosigkeit reduziere, was nicht gerade wenig ist! Im Tennis würde man sagen: Grand Slam!

Das Interessante daran ist, dass diese Neurowissenschaftlerin das am eigenen Leib erfahren hat. Dabei hat sie Yoga mehr oder weniger durch Zufall entdeckt, als sie bei ihrem Hausarzt war. Sie hat ihn aufgesucht, weil sie einen Marathon laufen wollte und ständig Schmerzen im Knie hatte, die sie keineswegs mit dem Gehirn in Verbindung brachte. »Hören Sie auf zu laufen und entspannen Sie sich«, riet ihr der Arzt und hatte keine Ahnung, dass er mit diesem einfachen Ratschlag das Leben seiner Patientin total umkrempeln würde. Sie fing mit Yoga an und genoss es so sehr, dass sie – die damals Molekularbiologie studierte – ihre Doktorarbeit aufgab und sich ganz der Erforschung der Meditation widmete.

Die Geschichte von Sara Lazar (das ist die besagte Neurowissenschaftlerin) bestätigt, was zahlreiche andere Studien schon andeuteten: Meditation ist gesund fürs Gehirn. Eine der Untersuchungen verlief folgendermaßen: Man setzte die Versuchspersonen vor einen Bildschirm, auf dem eine ganze Reihe von Buchstaben gezeigt wurden. Am Ende ließ man zwei Zahlen aufblitzen, und zwar im Abstand von einer Drittelsekunde. Das

Resultat? Die meditationserprobten Versuchspersonen erwiesen sich als achtsamer als die der Kontrollgruppe, bei der die meisten zwar die erste Zahl wahrnahmen, die zweite jedoch nicht.

Yoga verbessert ganz allgemein die Lebensqualität. Dies trifft besonders auf Menschen mit Asthma oder unregelmäßigem Herzschlag zu. In Indien führte man eine wissenschaftliche Untersuchung an mehr als tausend männlichen und weiblichen Asthmatikern durch, von denen einige erst einige Monate unter der Krankheit litten, andere bereits seit Jahren. Am Ende der Versuche, die über mehrere Monate beziehungsweise Jahre liefen, zeigte sich eindeutig, dass Yoga die Lungenfunktion bei Asthmatikern verbessert.

Tai-Chi – Lob der Langsamkeit

Ist Ihnen das schon mal passiert: Sie gehen durch einen Park und sehen irgendwo in der Ferne eine Gestalt, die direkt aus einem Film von Bruce Lee entsprungen zu sein scheint? Zumindest macht sie dieselben Bewegungen, nur sehr viel langsamer. Keine Panik: Hier übt jemand Tai-Chi. Diese jahrtausendealte Disziplin stammt aus China und ist eine Alternative zum Yoga. Dabei wird im Einklang mit dem Atem eine Folge von Bewegungen geübt, die ebenso effektiv wie schön anzusehen sind. Der Rücken bleibt dabei immer ganz gerade, als verbinde ein unsichtbarer Faden die Schädeldecke mit dem Himmel. Außerdem stärkt Tai-Chi die Knie, weil es fast ausschließlich im Stehen geübt wird. Die Füße bleiben fest auf der Erde (anders als im Yoga).

Anfangs zielte diese taoistische »Gymnastik« darauf ab, den Kriegern mehr Geschick im Umgang mit den verschiedenen Waffen wie Stock, Säbel oder Lanze zu vermitteln. Die Übungen sind die gleichen geblieben, doch nun hat man das martialische Element abgelegt und konzentriert sich ganz auf die »Choreografie«. Durch die geschmeidigen Bewegungen bleiben die Übenden flexibel und lernen Geduld und Selbstkontrolle. Gleichzeitig fördert diese Praxis den Schlaf, vor allem bei älteren Menschen. Auch hier gibt es keine Altersgrenze. Tai-Chi kann jederzeit begonnen werden. Und selbst ein gut trainierter Sportler muss ja lernen, Körper und Geist zu einen.

Unser Gehirn und die Kultur

Unser Gehirn ist verrückt nach Musik

Sicher kennen auch Sie dieses Bild: Jimi Hendrix, wie er seine Gitarre am Hals packt und auf dem Boden zerschmettert. Und vermutlich haben Sie sich damals auch zuerst gefragt: »Was läuft denn bei diesem Typen da unter der Matte ab?« Ganz einfach: Es war ein Gehirn auf Hochtouren! Das kommt Ihnen vielleicht im ersten Moment etwas verwunderlich vor, doch ich stehe nun mal auf Überraschungseffekte …

Aber jetzt im Ernst: Unser Gehirn liebt Musik. Man weiß nicht, woher das kommt, es ist einfach so. Es liebt die Musik so sehr, dass es Musiker belohnt, indem es ihre kognitive Entwicklung fördert.

Der Beweis? Kanadische Wissenschaftler haben drei Personengruppen mit modernen bildgebenden Verfahren untersucht: Musiker, die im Alter von sieben Jahren mit der Musik angefangen haben, sowie solche, die später zu musizieren begannen. Beide Gruppen übten seit mehr als sieben Jahren und hatten etwa dieselbe musikalische Erfahrung aufzuweisen. Die dritte Gruppe bestand aus Menschen, die keinerlei Instrument spielten und keine oder nur geringe musikalische Erfahrung hatten. Insgesamt hatten 36 Personen an dem Test teilgenommen. Alle waren Rechtshänder und wiesen keine neurologischen Probleme auf, derentwegen sie in Behandlung waren. Gesucht haben die Forscher nach der sogenannten »weißen Substanz«, die beispielsweise die motorischen Bereiche der linken und rechten Gehirnhälfte verbindet. Dabei stellten die Wissenschaftler Folgendes fest:

- Die Leiterbahnen zwischen diesen Gehirnteilen waren bei den Musikern dichter als bei der Vergleichsgruppe, von der einige nicht wussten, was der Unterschied zwischen einem Violin- und einem Rollgabelschlüssel ist …
- Je früher die musikalische Ausbildung begann, desto differenzierter waren Gehirnstruktur und Verhalten.

Die Studie unterstrich also, was frühere Untersuchungen bereits ergeben hatten. Eine 2006 ebenfalls in Kanada durchgeführte Studie konnte zeigen, dass Musikerziehung die Gehirnentwicklung und Gedächtnisbildung bei Kindern fördert, was sich häufig auch in einem erhöhten Intelligenzquotienten niederschlug. Das soll nun nicht heißen, dass alle Kinder Klavier üben müssen. Die Forscher schreiben, dass das Resultat ihrer Arbeit durchaus von anderen Faktoren a priori beeinflusst worden sein könnte, wie zum Beispiel den Genen oder den Bedingungen, unter denen die Kinder aufwuchsen. Auf jeden Fall scheint die Musik die Gehirnentwicklung zu fördern und das

Verhalten zu besänftigen. Vom gitarrenzerschmetternden Jimi Hendrix mal abgesehen.

Musik entspannt

Musik kann die Neubildung von Gehirnzellen anregen und ist ein gesundes Mittel gegen Stress. Auch hier sind es kanadische Forscher, die dafür den Beleg lieferten. Sie führten einen Versuch durch, bei dem 24 Studenten innerhalb von zehn Minuten ein Vorstellungsgespräch vorbereiten mussten. Um sie vollends herauszufordern, nahm man ihnen vor dem Gespräch ihre Notizen weg, und während des Gesprächs wurden sie vom Gegenüber förmlich mit Fragen bombardiert.

Danach teilte man die Probanden in zwei Gruppen ein. Zwölf Studenten durften sich ausruhen, die anderen entspannten bei Klängen von Mozart. Nach einer Viertelstunde maßen die Forscher die Cortisol-Konzentration im Speichel der Versuchspersonen: Bei den Studenten, die keine Musik gehört hatten, stieg sie stetig weiter an, was zeigt, dass die Belastung noch nachwirkte. Wer jedoch Wolfgang Amadeus gehört hatte, konnte sich entspannen, selbst wenn er kein Fan von klassischer Musik war.

Das Experiment wurde nicht mit anderen Musikstücken wiederholt wie zum Beispiel den subtilen Dissonanzen Chopins oder gar ACDC beziehungsweise David Guetta. Man könnte also argumentieren, es sei das Genie Mozarts, nicht die Musik im Allgemeinen, die die Versuchspersonen beruhigt hatte. Daher ist man gut beraten, bei Stress das Klavierkonzert Nr. 20 des Salzburgers aufzulegen. Möglicherweise spricht es nämlich unsere Amygdala an (lateinisch für »Mandel[kern]«), jenes Kerngebiet des limbischen Systems, das an der Furchtkonditionierung beteiligt ist und eine wichtige Rolle bei der emotionalen Bewertung von Situationen spielt. Vor allem der zweite Satz. Wenn Ihnen das nicht reicht, versuchen Sie es mit Bach, Schubert, Händel oder einem anderen der Cracks …

Man sollte die stressausgleichende Wirkung der mozartischen Musik jedoch nicht mit dem sogenannten »Mozart-Effekt« verwechseln. Die Geschichte geht zurück auf das Jahr 1993, als die renommierte Zeitschrift *Nature* eine Studie der University of California in Irvine veröffentlichte. Damals hieß es, junge Leute schnitten bei Intelligenztests besser ab, wenn sie vorher Mozart gehört hätten. In der Folge wurde eine ganze Reihe ähnlicher Untersuchungen durchgeführt (sogar in Wien!), doch keiner einzigen gelang es, diesen Effekt zu bestätigen. Der Mozart-Effekt hatte zur Folge, dass in jenem Jahr der Absatz von Mozart-CDs rapide anstieg. Offensichtlich gab es reihenweise Eltern, die willens waren, den IQ ihrer Sprösslinge auf diese Weise zu liften.

Ihr Gehirn liebt das Lesen

Das Gehirn liebt Lektüre nicht nur, es braucht sie sogar! Denn unser Gehirn nutzt sich durch hohen Gebrauch nicht ab. In dieser Hinsicht ist es wie die Pressefreiheit. Vielleicht sollten wir sogar besser sagen: Es nutzt sich weniger ab, wenn man es nutzt. Und gibt es ein schöneres Mittel, um unser Gehirn zu beschäftigen, als die Lektüre eines tollen Romans? Lesen erfordert ein Minimum an Aufmerksamkeit und Konzentration, was heißt, dass das Gehirn aktiv wird und sich selbst pflegt.

Den Beweis dafür erbrachte eine wissenschaftliche Studie der Universität Emory in den USA. Zunächst einmal untersuchte man, inwiefern uns eine Geschichte in Aufregung versetzen kann. Dazu bat man 21 Versuchspersonen, den Roman *Pompeji* von Robert Harris zu lesen, der die Tage vor und nach dem Ausbruch des Vesuvs 79 n. Chr. schildert. Bekanntlich endete die Angelegenheit unter einer meterhohen Schicht Asche und Gestein, es gab also nicht gerade ein Happy End. Das geschah mit Absicht, denn der Versuchsleiter wollte eine »starke Story« haben. Das Experiment dauerte neunzehn Tage an und umfasste drei Phasen:

- Während der ersten fünf Tage durften die Leser sich ausruhen. Man ließ es also erst mal gemütlich angehen.
- Während der nächsten neun Tage mussten sie lesen, und zwar jeden Tag dreißig Seiten. Um sicherzustellen, dass die Probanden das auch taten, mussten sie täglich Fragen zur Lektüre beantworten.
- Danach durften die Versuchspersonen sich wieder fünf Tage ausruhen. Man bezahlte sie sozusagen fürs Nichtstun. Beneidenswert, nicht wahr?

An jedem der neunzehn Tage wurde das Gehirn der Probanden mit bildgebenden Verfahren untersucht. In der ersten Phase (fünf Tage) war nichts Bemerkenswertes zu verzeichnen. In der zweiten Phase (neun Tage) enthüllte die Maschine die Geheimnisse unseres Gehirns: Nach der Lektüresitzung war ein deutliches Ansteigen der Nervenverbindungen in zwei Gehirnregionen zu verzeichnen, im linken Schläfenlappen des Großhirns (der für die Verarbeitung von sprachlichen Signalen zuständig ist) und in jenem Teil, in dem die Sinneserfahrung des Körpers verarbeitet wird. Noch überraschender allerdings war, dass das Anwachsen der Verbindungen auch in den fünf Tagen nach der Lektürephase (Phase 3) weiterging, als die Bücher schon längst wieder zugeklappt waren.

Das Experiment belegt sehr schön, dass Lesen eine der besten Methoden ist, um unseren »Gehirnmuskel« zu trainieren, umso mehr, als auch dieses Training einen »Nachbrenneffekt« entfaltet: Das Gehirn arbeitet weiter, nachdem es einmal in Gang gesetzt wurde. Cool, oder?

Ich höre Sie schon protestieren: »Aber ich lese doch sowieso dauernd! Vielleicht keine Bücher, aber im Internet.« Nun, so leid es mir tut, aber das ist nicht ganz dasselbe. Die Lektüre einer Webseite spricht jene Gehirnregionen an, die für Problemlösung und Entscheidungsfindung zuständig sind. Die Lektüre einer gedruckten Seite hingegen aktiviert die Sprachverarbeitung, das Gedächtnis und die Verarbeitung visueller Reize. Das zeigen Untersuchungen mit dem Magnetresonanztomografen, bei denen sich nachverfolgen lässt, welche Gehirnregionen bei welchen Aufgaben aktiv sind. Und da es ja stets wichtig ist, die verschiedenen Zonen des Gehirns nicht verkümmern zu lassen, sollten Sie »die Erfahrung Buch« genießen, denn ein Buch kann man anfassen, durchblättern, riechen und lieben.

Ihr Gehirn liebt das Museum

Wenn Sie wollen, dass es Ihrem Gehirn gut geht, dann führen Sie es aus – am besten ins Museum. Ich weiß, dass jetzt viele meiner Leser aufstöhnen, aber ich möchte den zahlreichen Museumsbesuchern Gerechtigkeit widerfahren lassen. Mehr als sechzig Millionen Besucher gab es 2016 in den französischen Museen, allen voran im Louvre. (In Deutschland waren es circa 18,2 Millionen in Kunst- und 18,7 Millionen in naturwissenschaftlichen Museen [Amn. d. Übers.].) Das sind ebenso viele Gehirne, die angeregt wurden (auch wenn manche Menschen sicher mehr als einmal im Museum waren).

Was passiert in unserem Kopf, wenn wir ein Kunstwerk betrachten? Die Magnetresonanztomografie legt das Geheimnis offen: Wir stellen fest, dass vor allem die Regionen aktiv sind, die visuelle Reize verarbeiten. Daneben produzieren wir mehr Endorphine. Man kann sie schön, idiotisch, lustig, traurig oder sonst was finden, eines ist sicher: Kunst löst in uns etwas aus. Unser Gehirn reagiert, stellt die Lichtempfindlichkeit nach, passt den Kontrast an, schätzt die Farben ein, um das, was wir vor der Nase haben, vollkommen in sich aufzunehmen. Jedenfalls passiert etwas, was gut ist, denn ein Gehirn, das aktiv ist, »rostet« nicht. Das gilt natürlich für alle, im Besonderen aber für Kinder und alte Menschen. Bei Kindern, so die Neurowissenschaftler, regt die Betrachtung von Kunst die Gehirnentwicklung an. Außerdem schärft sie die Konzentration, verbessert das Gedächtnis und die Unterscheidungsfähigkeit. Kunst zeigt Kindern, wie man etwas Dreidimensionales zweidimensional darstellen kann, und führt sie in komplexe Zusammenhänge ein. So öffnet sie ihren Geist und macht sie toleranter.

Ein Neurowissenschaftler aus Kalifornien meint, der Kubismus sei das perfekte Training für unser Gehirn. Die Picasso-Porträts von Dora Maar sollten also die ideale Übung darstellen, denn darauf können wir die Muse des Meisters sowohl im Profil als auch in der Frontalansicht bewundern.

Unser Gehirn und die Sucht

Ein für alle Mal: Cannabis ist schädlich!

Die Debatte über die Legalisierung von Cannabis (Marihuana beziehungsweise Haschisch) bricht mittlerweile mit einiger Regelmäßigkeit immer wieder über uns herein. Die meisten ihrer Verfechter haben nicht die leiseste Ahnung, wie sehr sie mit diesen politischen oder wahltaktischen Manövern die öffentliche Gesundheit gefährden, die sie ja angeblich fördern wollen. Man möchte beinahe glauben, sie rauchten das Zeug selbst … Daher ein für alle Mal: Cannabis regt unsere Nervenzellen im Gehirn an und kann ihre Funktion empfindlich stören. Außerdem erhöht die Droge das Risiko, psychische Störungen davonzutragen! Die anfangs noch nebulöse Datenlage, auf die diese Debatten sich stützten, wurde mittlerweile von zahlreichen Untersuchungen geklärt. Drei davon wollen wir uns näher ansehen.

Die erste Untersuchung wurde 2014 von der Universität Dallas veröffentlicht. Die Wissenschaftler dort haben die Gehirne von regelmäßigen Cannabiskonsumenten mit Menschen verglichen, die ihr Leben lang noch nicht einen Joint geraucht haben.

Auch hier ermöglichten die bildgebenden Verfahren bislang ungekannte Einblicke. Das Resultat hätte eindeutiger nicht ausfallen können: Die graue Substanz bei den Cannabisrauchern fiel in einer Gehirnregion, die für Motivation und Entscheidungsfindung zuständig ist, deutlich dünner aus als bei der Vergleichsgruppe. Wer also behauptet, Cannabis schade der Gehirnfunktion nicht, und wenn, dann nur kurzfristig, erzählt Unsinn. Vor allem, da der Schaden bei den langjährigen Konsumenten erheblich stärker ausgeprägt war als bei den anderen.

Außerdem stellten die Forscher aus Dallas fest, dass auch die weiße Substanz bei den Cannabiskonsumenten verändert war. Kurz gesagt: Die Konnektivität der »Verkabelung« der Neuronen war besser! Hört sich doch gut an, oder? Leider ist das nur anfangs wahr. Denn weitere Forschungen zeigten, dass sich diese Konnektivität wieder reduziert, wenn man weiterhin seine Joints durchzieht. Wie es aussieht, versucht das Gehirn, den Schaden in der grauen Substanz auszugleichen, indem es die weiße Substanz vermehrt. Bald aber stellt es auch diese Reparaturversuche ein.

Die zweite Studie wurde vom französischen Centre national de la recherche scientifique (CNRS) durchgeführt. Die Wissenschaftler interessierten sich für eine Substanz namens Tetrahydrocannabinol (THC). THC ist die aktive Substanz des Cannabis und bindet sich an bestimmte Rezeptoren unserer Neuronen. Auf diese Weise beeinflusst es ihre Form und ihr Wachstum. Die Forscher fanden nun eine Substanz, die ebenso vorgeht wie das THC, und behandelten Neuronen mit ihr. Diese reagierten darauf recht penibel: Sie verkapselten sich und bildeten keine Axone zur Verbindung mit anderen Neuronen mehr aus.

Dieser Versuch wurde nicht an Mensch oder Tier durchgeführt, sondern an Nervenzellen in einer Nährlösung. Man kann nun natürlich einwenden, dass die Nervenzellen im lebenden Organismus möglicherweise anders reagieren würden, doch die Forscher des CNRS gehen nicht davon aus. Ihrer Ansicht nach ist die Sache klar: Cannabis schadet der Verbindung unserer Neuronen, was heißt, dass unser Gehirn langsamer reagiert.

Die dritte Untersuchung nun ist besonders interessant, weil sie über etwas verfügt, was sich jeder Wissenschaftler wünscht: Langzeitdaten. Tatsächlich wurde sie über 25 Jahre fortgeführt! Man maß den Intelligenzquotienten von circa tausend Neuseeländern vom dreizehnten bis zum 38. Geburtstag. Ihre Aufgabe dabei war es, fünfmal die Frage zu beantworten, ob sie je Cannabis geraucht hätten oder nicht. Und wenn ja, wie oft und wie viel. Ihr IQ wurde zweimal gemessen: zu Beginn (also mit dreizehn Jahren) und am Ende (mit 38 Jahren). Das Resultat spricht für sich: Der IQ der regelmäßigen Cannabiskonsumenten nahm ab, und zwar mitunter ganz beträchtlich (um die acht Punkte), vor allem, wenn sie mit dem Konsum schon in jungen Jahren begonnen hatten. Der IQ der Nichtkonsumenten hingegen war in dieser Zeit leicht angestiegen.

Nehmen Sie eine Ratte und bieten Sie ihr einen Joint an. Natürlich wird sie dankend ablehnen. Aber Sie können dem armen Tier ja (ohne sein Wissen) etwas unterjubeln, was eine ähnliche Wirkung hat wie Cannabis. Dann warten Sie fünf Minuten und setzen das Tier in ein Labyrinth. Es wird nicht in der Lage sein, wieder herauszufinden. Wohingegen es ohne die Substanz seine Aufgabe mit Bravour erledigt. Das Szenario ist übrigens nicht meiner blühenden Fantasie entsprungen. Es handelt sich um die Nacherzählung eines Versuchs, der tatsächlich stattgefunden hat.

Cannabis schadet vor allem jungen Menschen

Die Schäden, die Cannabis so anrichtet, wirken sich insbesondere bei jungen Menschen aus: schlechtes Gedächtnis, mangelnde Konzentrationsfähigkeit und Probleme bei der Entscheidungsfindung, vor allem, wenn Schnelligkeit gefordert ist. Dies sagen eine ganze Reihe von Forschern, die sich mit dieser Frage beschäftigt haben und wissen, dass die Adoleszenz für die Entwicklung des Gehirns eine ganz entscheidende Phase darstellt. Das Gehirn ist erst mit etwa 20 bis 25 Jahren ganz ausgereift. Vorher ist es sozusagen noch im Bau befindlich und braucht all seine Fähigkeiten, damit der Jugendliche in Schule oder Beruf richtig lernen kann. Mit einem eingeschränkten Erinnerungsvermögen zur Schule zu gehen ist etwa so, als würden Sie einen Hundertmeterlauf mit einem Sack Steinen auf dem Rücken versuchen: Es macht einfach langsam.

Aber Cannabis verursacht nicht nur körperliche Schäden, sondern auch gesellschaftliche. Denn es verstärkt psychische Probleme, die vor allem in der Jugend auftreten und sich später möglicherweise zu Depressionen oder Schizophrenie weiterentwickeln. Krankheiten wie diese erfordern eine fachärztliche Behandlung, die die Allgemeinheit sehr viel Geld kostet. Wenn es im Drogenreport der französischen Regierung heißt, dass 2014 47,8 Prozent aller 17-Jährigen erklären, sie hätten schon mal Cannabis geraucht (wogegen diese Zahl 2011 noch bei 41,5 Prozent lag), dann haben wir durchaus Grund, uns Sorgen zu machen, oder? (In Deutschland gibt jeder zehnte Jugendliche zwischen 12 und 17 Jahren an, Cannabis schon probiert zu haben. Bei den 18- bis 25-Jährigen steigt die Zahl auf 37,2 Prozent [Anm. d. Übers.].)

Der Hausarzt – Partner der Eltern

Ein Jugendlicher, der abhängig von Cannabis ist, braucht statt Vorwürfen und Predigten vor allem Verständnis. Gerade die Eltern, die sich Sorgen machen, weil ihr Kind sich von Gleichaltrigen abschottet, in der Schule schlechter wird und sich nicht für Sport interessiert, sind nun meist nicht gerade in der besten Position, um mit ihrem Kind zu reden, außer natürlich, sie haben es beim Joint-Rauchen erwischt.

Doch falls Sie sich mit solchen Problemen konfrontiert sehen, haben Sie einen Verbündeten: Ihren Hausarzt. Wenn der oder die Jugendliche sich dazu bereit erklärt, kann der Arzt mit ihnen sprechen und ihnen klarmachen, in welch schwieriger Lage sie sich befinden. Denn letztlich muss der Teenager selbst entscheiden, dass er das alles nicht mehr möchte. Der Hausarzt kennt mit Sicherheit auch Spezialisten, die Ihrem Kind helfen können. Denn an diesem Punkt ist es lebenswichtig, einige entscheidende Fehler zu vermeiden. Zum Beispiel, Ihrem Sohn oder Ihrer Tochter eine Predigt über Schwäche oder Abhängigkeit zu halten. Gegenüber solchen Vorhaltungen ist ein Jugendlicher, der gerade den Rausch der Freiheit und Allmächtigkeit erfährt, vollkommen immun. Statt also Moralpredigten zu halten, sollten Sie Ihrem Kind Fragen stellen, damit es sein Unbehagen formulieren und eine andere Wahl treffen kann. Die Eltern sollten sich in dieser Situation auf jeden Fall zurückhalten, auch wenn sie das emotional einiges kostet. Ihr Hausarzt ist übrigens zur Verschwiegenheit verpflichtet, das fordert schon der hippokratische Eid.

Wenn Ihr Kind mit dem Hausarzt spricht, weil es Cannabis konsumiert, wird dieser ihm einige Fragen stellen, die dazu dienen, die Stärke der Sucht einzuschätzen:

- Haben Sie schon vor Mittag Cannabis geraucht?
- Haben Sie Cannabis geraucht, wenn Sie allein waren?
- Haben Sie Gedächtnisprobleme, wenn Sie Cannabis rauchen?
- Haben Ihnen Freunde oder Angehörige schon einmal gesagt, dass Sie Ihren Cannabiskonsum reduzieren sollten?
- Haben Sie bereits versucht, Ihren Cannabiskonsum zu reduzieren, haben es aber nicht geschafft?
- Hatten Sie bereits Probleme wegen Ihres Cannabiskonsums (Streit, Schlägerei, Unfall, schlechte Noten)?

Dabei geht man davon aus, dass zwei positive Antworten schon ein bedenkliches Niveau signalisieren, bei dem man sich über die Folgen des Cannabiskonsums ernsthaft Gedanken machen sollte. Bei mehr als drei positiven Antworten ist der Patient ernsthaft gefährdet und sollte sich Hilfe suchen. Übrigens ist dieser Fragebogen auch für Erwachsene sinnvoll ...

Alkohol – der Erzfeind des Gehirns

Dank der zahlreichen Anti-Alkohol-Kampagnen in den Medien können Sie es vermutlich schon nicht mehr hören: Alkohol schadet der Gesundheit. Aber ich muss das Thema trotzdem noch mal aufgreifen, denn Alkohol schadet ganz besonders dem Gehirn. Für gewöhnlich findet man es ja ziemlich toll, wenn ein oder zwei Gläser Alkohol uns buchstäblich den Kopf verdrehen. Meist trinkt man etwas bei festlichen Gelegenheiten, und der Alkohol scheint die ausgelassene Stimmung noch zu verstärken. Und dennoch: Man sollte nie aus dem Gedächtnis verlieren, dass Alkohol eine Droge ist oder eine »psychoaktive Substanz«, wie wir Ärzte sagen. Das heißt, dass er unsere Psyche verändert.

Er wirkt sich auf das zentrale Nervensystem aus, wo er sich an spezielle Rezeptoren bindet, die sich dadurch leider recht schnell verändern. Schon bei einer Blutalkoholkonzentration von 0,5 Gramm pro Liter ist die normale Reaktionszeit von circa einer Sekunde um das Dreifache verlängert. Männer, die etwa dreieinhalb Gläser Alkohol pro Tag trinken, sollten wissen, dass sie damit ihrem Gedächtnis schaden. Der Rest kommt dann von ganz allein: Verringerung der Aufmerksamkeitsspanne, Verminderung des logischen Denkens und der Entscheidungsfindung … Aber das alles wissen Sie ja schon. Daher möchte ich Ihnen für diesen Vorgang eine Erklärung liefern, auf die Sie Ihre künftigen Entscheidungen stützen können. Denn es geht nicht darum, Ihnen hin und wieder ein schönes Glas zu verwehren, das Sie sich ja *trotzdem* genehmigen können.

Sobald der Alkohol in Ihrem System ist, geht er direkt ins Gehirn und schläfert Ihre Nervenzellen ein. Die Kommunikation zwischen den Neuronen verzögert sich, Sie selbst begreifen langsamer als gewöhnlich und reagieren auch nicht so schnell. Wenn Sie die Dosis erhöhen, sterben einige Zellen ab. Und was passiert, wenn Ihre Gehirnzellen absterben? Das Volumen des Gehirns nimmt ab, was für Ihre Intelligenz keine gute Voraussetzung ist.

Natürlich geht das nicht von einem Tag auf den anderen. Das Gehirnvolumen braucht Jahre, um zu schrumpfen, was bedeutet, dass lediglich Dauertrinker betroffen sind. Aber auch Menschen, die nur gelegentlich trinken, sind nicht gänzlich gegen Unheil gefeit. Denn der Alkohol richtet auch im frontalen Kortex Schaden an, und den brauchen Sie, um logisch zu denken und Probleme zu lösen. Ihre kognitiven Fähigkeiten bauen ebenfalls erst bei häufigerem Alkoholkonsum ab. Doch der Alkohol zeigt auch Sofortwirkung: Im frontalen Kortex ist nämlich auch die Fähigkeit zur Selbstkontrolle angesiedelt, die Sie die Regeln der Höflichkeit einhalten lässt.

Überlegen Sie mal, ob Sie sich wirklich würden begegnen wollen, wenn Sie betrunken sind. Kennen auch Sie Leute, die beim Betriebsausflug völlig die Kontrolle verlieren? Was passiert da? Ganz hinten im Schädel sitzt unser Kleinhirn. Doch der Alkohol ist gewieft, er hat es aufgespürt und hindert es daran, eine seiner wichtigsten Aufgabe zu erfüllen: die Koordination unserer Bewegungen und unseres Gleichgewichts. Sind Sie schon einmal heftig schwankenden Schrittes im Rinnstein gelandet? Jetzt wissen Sie, wer daran schuld ist: ihr Kleinhirn. Am Alkohol kann es ja nicht liegen. Und an Ihnen auch nicht. Und so breitet er sich ungestraft weiter aus. Richtung Hippocampus.

Wieder so ein unbekannter Sündenbock. Wenn Sie nach einem ordentlichen Rausch einen Blackout oder vulgo Filmriss haben, dann ist diese Hirnregion Ihre Anlaufstelle für Beschwerden: Sie ist nämlich für das Gedächtnis zuständig. Aber der Alkohol hat schon längst einen neuen Wirkungskreis entdeckt: das verlängerte Rückenmark.

»Hallo, ich bin der Alkohol.« – »Grüß dich, ich bin das verlängerte Rückenmark.« – »Und was treibst du so den ganzen Tag lang?« – »Ach, eigentlich nichts Besonderes. Ich reguliere nur die Atmung und den Herzschlag …« – »Ist ja aufregend!

Weißt du, was? Ich glaube, ich schicke dich mal kurz ins alkoholische Koma!« – »He, mach keinen Scheiß jetzt!« – »Zu spät, Verehrteste!«

Bleibt nur noch die Hypophyse, eine nette kleine Drüse, die mit dem Vorderhirn in Verbindung steht und die Hormonausschüttung steuert. Der Alkohol aber ist ein Schuft, er mag sie jung, die Hypophyse. Und wenn er sie sich vornimmt, stört er empfindlich ihre Entwicklung. Jetzt sind wir am Ziel. Der Alkohol hat seine kleine Tour durchs Gehirn hinter sich und kann nun den Körper in Angriff nehmen. Da hat er schließlich noch einiges vor: Herz, Leber, Darm, Nieren …

Beim alltäglichen Alkoholismus klare Kante zeigen

Leider ist der Alkoholkonsum mittlerweile zum Alltag geworden: Man überschreitet leicht die Grenze von drei Gläsern täglich, ohne sich als Alkoholiker zu fühlen, meist weil man nicht weiß, was der Alkohol im Gehirn und im restlichen Organismus so anrichtet. Aber da Ihre Gehirnfunktionen ja noch intakt sind, können Sie etwas dagegen tun! Denn der Begriff »alltäglicher Alkoholismus« besteht aus zwei Wörtern. Und für uns zählt das zweite: Der Weg in die Alkoholsucht ist kurz, wenn Sie nicht die zehn Gebote für den klugen Konsumenten beachten:

1. *Ich trinke nie auf nüchternen Magen.* Wenn Sie etwas trinken, essen Sie auch etwas dazu! Auf diese Weise verlängern Sie die Zeit, bis der Alkohol ins Blut übergeht, denn erst da setzt der Rausch ein.

2. *Ich schiebe den Zeitpunkt des ersten Schlucks so weit hinaus wie nur möglich.* Alkohol macht süchtig. Aufs

erste Glas folgt unweigerlich das zweite, dann das dritte und so fort. Wenn Sie also erst spät am Tag Ihr erstes Glas trinken, reduzieren Sie die Anzahl derer, die noch kommen werden.

3. *Ich trinke nicht, wenn ich angstlösende Medikamente nehme.* Bestimmte Medikamente sind in Verbindung mit Alkohol besonders schädlich und verursachen unerwünschte Nebenwirkungen: Schläfrigkeit, Gedächtnisprobleme. Sie sind in Behandlung? Dann bleiben Sie bitte nüchtern.

4. *Ich trinke nur, was mir schmeckt.* Kein Mensch zwingt Sie, alles Mögliche in sich hineinzukippen: Champagner, Weißwein, Rotwein, danach einen Schnaps zur Verdauung. Sicher gibt es eine Sorte Alkohol, die Sie besonders mögen. Dann bleiben Sie den ganzen Abend über dabei.

5. *Ich nehme mir die Zeit, jeden Schluck zu genießen.* Wenn man die Geschmacksvielfalt vergisst, die Alkohol, vor allem Wein, besitzt, trinkt man zu schnell. Lassen Sie Ihren Geschmacksknospen Zeit zu reagieren.

6. *Ich stelle zwischen zwei Schlucken immer mein Glas ab.* Auch auf diese Weise können Sie Ihren Alkoholkonsum verringern. Wenn man trinkt, dann trinkt man gewöhnlich nicht nur: Man redet, man tanzt, man lacht, man bewegt sich. Und ganz ehrlich: Das geht doch alles viel besser ohne ein Glas in der Hand. Denn wenn Sie es nie abstellen, werden Sie ganz automatisch mehr daraus trinken.

7. *Ich setze mir ein Limit.* Sie wollen ausgehen? Sie wissen, dass an diesem Abend der Alkohol in Strömen fließen wird? Entscheiden Sie sich vor dem glanzvollen Ereig-

nis für eine Höchstgrenze. Auch wenn der Blutalkoholgehalt von allen möglichen Umständen abhängt, wie Alter, Körpergewicht oder Genetik, müssten vier Gläser doch eigentlich reichen, um Sie in Stimmung zu versetzen, ohne Sie böse zuzurichten. Aber keineswegs jeden Abend ... Und setzen Sie sich hinterher nicht ans Steuer.

8. *Ich kann auch mal nein sagen.* Bevor Sie ein Glas annehmen, überlegen Sie, ob Sie jetzt darauf wirklich Lust haben. Häufig akzeptiert man es um der Geselligkeit willen. Das gilt vor allem für das berühmte »letzte Glas«, das eine »für den Weg« ...

9. *Zwischen zwei Gläsern Alkohol trinke ich auch mal nur Wasser.* Das verringert zwar den Alkoholkonsum nicht, aber es hält einigermaßen fit. Alkohol führt zur Austrocknung, und das schätzt Ihr Gehirn nun gar nicht.

10. *Und wenn ich schon trinken muss, lasse ich die Finger von den Zigaretten.* Meine lieben Freunde des blauen Dunstes, hier sollten Sie aufmerken! Halten Sie sich zurück und wenn der Abend auch noch so lustig ist. Denn wer viel raucht, trinkt auch mehr und umgekehrt. Ein Teufelskreis!

Zu guter Letzt möchte ich noch einen alten Spruch aus Fußballerkreisen reaktivieren und umformulieren: »Der alltägliche Alkoholismus ist ein Spiel, das man eins zu eins spielt, und am Ende gewinnt immer der Alkohol.« Ja, ich kenne das Gehirn, das diesen Spruch ersonnen hat, persönlich. Aber hier irrt es. Jedes Problem ist dazu da, überwunden zu werden. Das Gehirn sollte gegen den Alkohol nicht verlieren. Es kann zumindest ein Unentschieden herausspielen. Und nach der Verlängerung im Elfmeterschießen gewinnen. Wenn es entsprechend vorbereitet ist. Und wenn es will.

Übrigens: Leiden Sie unter Migräne? Und wenn Sie mal auf den Weißwein verzichten? Er enthält Sulfite, die sehr heftige Migräneanfälle auslösen können – mit Übelkeit, Erbrechen, Überempfindlichkeit gegen Lärm und Licht. Alles, was man zum Wohlbefinden definitiv nicht braucht.

Wenn die Jugend kein Gehirn mehr hat

Unter jungen Leuten gibt es seit geraumer Zeit eine fatale »Mode«: Sie nennt sich »Komasaufen«. Ziel ist es dabei, möglichst viel Alkohol binnen kürzester Zeit in sich hineinzuschütten. Nach dem Motto: »Je mehr ich saufe, desto mehr komme ich auf Touren.« Wunderbar. Ich würde noch etwas hinzufügen: »Und desto mehr schade ich meinem Gehirn.« Das *binge drinking*, wie der englische Ausdruck dafür heißt, kommt tatsächlich aus Großbritannien, richtet aber diesseits wie jenseits des Ärmelkanals dieselben Verwüstungen an. Denn der Alkohol schädigt gerade bei jungen Leuten vor allem den Hippocampus, also die Region des Gehirns, die für das Lernen und das Gedächtnis verantwortlich ist. Wenn der Hippocampus an Volumen verliert, bekommen die jungen Leute Schwierigkeiten, einen schulischen oder beruflichen Abschluss zu erreichen. Natürlich fällt es mit einem verhinderten Gedächtnis schwer, sich unregelmäßige Verben, zum Beispiel des Englischen, zu merken: *drink, drank, drunk* … »Listen and repeat.« Außerdem stört diese Unmenge Alkohol die Neubildung von Nervenzellen, was vor allem in der Jugend Probleme bereitet, wenn das

Gehirn noch nicht mal ganz ausgereift ist. *Forget, forgot, forgotten* ... »Listen and repeat.« Und um dem Ganzen noch die Krone aufzusetzen, löst Alkoholmissbrauch, also der Vollrausch, bei Jugendlichen schwere Ängste aus, die noch Schlimmeres nach sich ziehen können: *die, died, died.* Nun, das englische Verb für »sterben« ist wenigstens regelmäßig. Da kann man mal kurz verschnaufen ...

Glücklicherweise halten sich Moden nur selten dauerhaft. Und Gott sei Dank sind Jugendliche nicht vollständig hirnfrei. In der schwedischen Hauptstadt Stockholm hat man mittlerweile einen hundertprozentig alkoholfreien Club gegründet. Um Zutritt zu erhalten, müssen die Gäste einen Alkoholtest machen. Fällt er positiv aus, müssen sie weiterziehen. Und das Tolle daran ist: Es funktioniert! Man kann nur hoffen, dass dieser neue Hype das Komasaufen ablöst. Er heißt übrigens *straight edge*, was man übersetzen könnte mit »immer schön geradeaus«. Der neue Trend hat drei Grundpfeiler: kein Alkohol, keine Drogen, kein Sex ohne Gefühle! Ob wir es da mit einer neuen Form von Extremverhalten zu tun haben?

III

Das Gehirn als Gedächtniszentrale

Wie das Gedächtnis funktioniert

Wie eine Festplatte? Nein. Wie ein Muskel? Auch nicht. Wie die kleine Dose mit den Erinnerungen, die wir irgendwo in der Schublade haben? Was für eine Vorstellung! Das Gedächtnis ist ein System, das alle Bereiche und Regionen des Gehirns fordert. Freilich sind wir hier nicht in der Vorlesung für angehende Mediziner, aber ich werde Ihnen diese Bereiche zumindest aufzählen: Kleinhirn, Hippocampus, Kortex (Großhirnrinde), vor allem Neo- und präfrontaler Kortex. Diese verschiedenen »Abteilungen« stehen durch zahlreiche Neuronen miteinander in Verbindung, die aktiviert werden, sobald einer der fünf Sinne (Gesichtssinn, Gehör, Geruchs- und Geschmackssinn, Tastsinn) angesprochen wird. Die Gedächtnisbildung verläuft im Wesentlichen in drei Phasen. Erste Phase: Die Information wird aufgenommen, dann wird darüber entschieden, ob sie es wert ist, behalten zu werden oder nicht. Schließlich wird das, was nützlich erscheint, gespeichert. Die Phasen 1 und 2 gehören zum Kurzzeitgedächtnis, Phase 3 hingegen bildet das Langzeitgedächtnis.

Das Kurzzeitgedächtnis

Im Kurzzeitgedächtnis bleiben die Inhalte nur vorübergehend, bis sie entweder ausgesondert oder weitergegeben werden. Zum Kurzzeitgedächtnis gehören das sensorische und das Arbeitsgedächtnis: Das sensorische Gedächtnis empfängt die Signale, das Arbeitsgedächtnis analysiert sie.

Das sensorische Gedächtnis ist mit unseren fünf Sinnen verbunden, die ihm ununterbrochen eine Flut von Signalen zukommen lassen. Diese Sinneseindrücke werden ans Arbeitsgedächtnis weitergegeben, das sie auf ihre Brauchbarkeit überprüft. Das Gehirn benötigt für diese Entscheidung nicht länger als eine Viertelsekunde: Alle unnützen Informationen verflüchtigen sich, alle interessanten werden aufbewahrt. Die jeweilige Speicherzeit kann ganz unterschiedlich ausfallen. Manchmal dauert sie nicht länger als dreißig bis vierzig Sekunden, dann werden die Informationen sofort verarbeitet. Ein klassisches Beispiel ist etwa der Code für die Eingangstür von französischen Hochhäusern. Angenommen, Sie wären dort bei Freunden zum Abendessen eingeladen. Sie stehen vor dem Haus und rufen an: »Ich bin unten. Was habt ihr gleich noch mal für einen Code?« – »23 B 56.« – »Okay, ich bin gleich oben.« Sie tippen den Code in das Tastenfeld an der Tür ein, und schon sind Sie drin und können Ihren Aperitif genießen. Eine Minute später haben Sie den Code wieder vergessen. Ihr Gedächtnis hat ihn für Sie nur so lange behalten, wie er nützlich war. Und ich möchte wetten, dass Sie beim nächsten Besuch wieder anrufen müssen!

Dieser Teil des Gedächtnisses, in dem eine Information die nächste jagt, erlaubt Ihnen, eine Telefonnummer aufzuschreiben, gleich nachdem Sie sie gehört und Papier und Bleistift gefunden haben. Oder die Einkaufsliste zu vervollständigen, wenn man Ihnen sagt, was die Familie unbedingt noch braucht. Aber das Arbeitsgedächtnis hat seine Grenzen: Mehr als neun »Informationseinheiten« gleichzeitig sind nicht drin. Manche Menschen können sogar nur fünf verarbeiten, der Durchschnitt liegt bei sieben. Man nennt dies auch die »Miller'sche Zahl« (nach dem amerikanischen Psychologen George Armitage Miller).

Das Langzeitgedächtnis

Wenn das Arbeitsgedächtnis beschließt, dass bestimmte Informationen nützlich sein könnten, werden diese dauerhaft gespeichert. Dafür ist das Langzeitgedächtnis zuständig, das sich in verschiedene Funktionsbereiche untergliedert: prozedurales, episodisches, semantisches und perzeptuelles Gedächtnis.

Das prozedurale Gedächtnis ermöglicht uns zu reagieren, ohne dass wir groß darüber nachdenken müssten. Ein Beispiel: Wenn Sie abends in Ihr Schlafzimmer kommen, betätigen Sie ganz automatisch den Lichtschalter. Diese Geste ist nicht Resultat einer langwierigen Überlegung, an deren Ende Sie sich sagen: »Nun ja, hier ist es ziemlich dunkel. Was könnte ich tun, damit es hier heller wird? Versuchen wir doch mal den Lichtschalter. Wenn mich meine Erinnerung nicht trügt, befindet er sich ungefähr in einem Meter Höhe über dem Fußboden. Vielleicht wird es dann heller ...« Nein, so machen Sie das nicht. Sie drücken auf den Lichtschalter und Schluss! Dank Ihres prozeduralen Gedächtnisses, dessen Wirken Sie nicht mal bemerken. Es ist für erlernte Bewegungen zuständig, die Sie schon hundertmal wiederholt haben, zum Beispiel das Fahrradfahren. Ihr prozedurales Gedächtnis lässt Sie zu Hause die Schublade mit dem Besteck öffnen, wenn Sie den Tisch decken wollen, es lässt Sie Bremse und Gaspedal unterscheiden, ohne dass Sie vorher lang nachschauen müssen, wo was ist.

Das episodische Gedächtnis ist zweifelsohne die komplexeste unter allen Gedächtnisformen. Darin werden all jene Momente gespeichert, die unsere Identität bilden. Es ermöglicht uns die Erinnerung daran, was wir an einem bestimmten Tag gemacht haben. Das hängt unter anderem mit dem emotionalen Wert zusammen, den wir diesem Erleben zuschreiben. Eine Mutter vergisst kaum je den Moment der Geburt ihrer Kinder. Nahezu jeder, den ich kenne, erinnert sich daran, was er gerade getan hat, als er am 11. September 2001 von den Attentaten von Al-Qaida in den USA erfuhr. Das episodische Gedächtnis ist angefüllt mit autobiografischen Inhalten, und darauf haben wir nicht mal großen Einfluss: Es entscheidet selbst. Die Erinnerung wird gespeichert, wenn uns das Erlebnis tief berührt hat.

Das semantische Gedächtnis wiederum ist das Produkt von Schule und Erziehung. Es enthält unseren gesamten Wissensschatz. Sobald eine Information im semantischen Gedächtnis abgespeichert wird, ist sie leicht verfügbar. Das semantische Gedächtnis lässt uns auf die Frage, wie viel 6 mal 7 ergibt, 42 sagen. Weil es funktioniert, wissen wir, dass der Dienstag immer auf den Montag folgt und dass Rom die Hauptstadt Italiens ist. Es lässt uns Gedichte rezitieren, die wir in der Jugend gelernt haben. Man nennt es auch das »definitive« Gedächtnis, weil es alles, was es an Worten, Begriffen und Kenntnissen gespeichert hat, der steten Wiederholung verdankt.

Das perzeptuelle Gedächtnis sammelt Informationen über Gesichter, Klänge, Worte, Gerüche, Form und Beschaffenheit von Objekten und ermöglicht uns die Mustererkennung. Es steht in steter Verbindung mit den fünf Sinnen und wühlt so lange in seiner Datenbank, bis es ein passendes Objekt gefunden hat, das die Wiedererkennung des Wahrgenommenen erlaubt.

Doch zur tatsächlichen Identifikation braucht es einen Partner. Ein Beispiel: Sie sehen einen Menschen, dessen Gesicht Ihnen bekannt vorkommt. Ihr perzeptuelles Gedächtnis sagt Ihnen, dass Sie diese Person kennen. Doch erst Ihr semantisches Gedächtnis erlaubt Ihnen die Zuordnung zu einem Namen. Wenn Sie ein paar Takte von Mozarts Requiem hören, dann ist es Ihr perzeptuelles Gedächtnis, das Sie die Melodie wiedererkennen lässt. Ihr semantisches Gedächtnis steuert dann die Erinnerung an die Person des österreichischen Genies bei.

Kurz gesagt

»Paris ist die Hauptstadt Frankreichs und eine der schönsten Städte der Welt.« Sie haben den Sinn dieses Satzes verstanden und konnten ihn problemlos lesen, ohne sich die Bedeutung der einzelnen Silben mühsam zusammenreimen zu müssen. Bravo: Sie haben Ihr prozedurales Gedächtnis bemüht.

Können Sie mir sagen, was Sie letzten Sonntag getan haben? Nun los, jetzt geben Sie sich ein bisschen Mühe … Na, kommt's so langsam? Das beweist, dass Ihr episodisches Gedächtnis funktioniert.

Können Sie mir den Namen von zehn Ihrer Freunde nennen? Vermutlich schon. Dann dürfen Sie sich gratulieren: Ihr semantisches Gedächtnis funktioniert hervorragend.

Nun schließen Sie das Buch und betrachten das Buchcover. Sie sehen darauf einen Mann, der sich ans Kinn fasst. Was sagt Ihnen das? Dass er versucht nachzudenken? Perfekt! Ihr perzeptuelles Gedächtnis funktioniert.

Beim Gedächtnis geht es letztlich immer nur um eine Frage: aufbewahren oder wegwerfen? Diese Wahl wird häufig unbewusst getroffen, wenn wir schlafen und unsere bewusste Kontrolle lockern. Tatsächlich organisieren und verfestigen sich unsere Gedächtnisinhalte im Schlaf, wie eine wissenschaftliche Studie zeigt, die in *Nature Neuroscience* veröffentlicht wurde. Man ließ Musikstudenten zwei verschiedene Stücke einstudieren. Dann schickte man sie schlafen. Im Schlaf spielte man ihnen dann eins davon noch einmal vor. Nach dem Aufstehen sollten sie sie erneut spielen. Man stellte fest, dass sie bei dem Stück, das sie im Schlaf gehört hatten, weit weniger Fehler machten. Schlussfolgerung: Der Schlaf verfestigt die erworbenen Kenntnisse. Ein Grund mehr, um auf einen guten Schlaf zu achten.

Das Gedächtnis verbessern

Das Gedächtnis liegt in unseren Waden

Los, nichts wie in die Pedale treten! Dadurch können Sie Ihr Gehirn weiter stärken. So jedenfalls könnte man die Ergebnisse einer Untersuchung zusammenfassen, die ein Forscherteam der niederländischen Universität Nimwegen durchgeführt hat. 72 Versuchspersonen sollten Gedächtnisübungen machen. Sie hatten eine Dreiviertelstunde Zeit, um assoziative Verbindungen zwischen neunzig Bildern und Orten zu finden. Nach dieser Dreiviertelstunde teilte man die 72 Probanden in drei Gruppen zu je 24 Teilnehmern auf:

1. Die erste Gruppe trainierte unmittelbar nach der Übung auf einem Standrad in einem geschlossenen Raum.
2. Die zweite Gruppe fuhr ebenfalls Rad, aber erst vier Stunden nach der Übung.
3. Die dritte Gruppe legte sich hin.

Zwei Tage später rief man die 72 Probanden wieder zusammen und prüfte, wie viele der neunzig Objekte sie miteinander in Verbindung bringen konnten. Raten Sie mal, wer gewonnen hat? Gruppe 2. Ein Zufall? Wohl kaum. Die Forscher stellten per Magnetresonanztomografie fest, dass die Aktivität im Hippocampus bei den Teilnehmern von Gruppe 2 am höchsten war.

An dieser Stelle muss ich etwas wiederholen, was Sie bestimmt auch schon mal woanders gehört haben: Sportliche Betätigung ist gut für das Langzeitgedächtnis. Wenn man sich bewegt, setzt man Dopamin und Noradrenalin frei, zwei Hormone, die die Gedächtnisleistung stärken. Doch diese Studie erinnert an eine andere, die erklärt, warum die Ergebnisse noch besser sind, wenn man sich vier Stunden nach der geistigen Leistung sportlich betätigt.

Sie fahren nicht gern Rad? Kein Problem, dann ziehen Sie eben auf Schusters Rappen los! Eine australische Forschergruppe hat nachgewiesen, dass ein ordentlicher Fußmarsch bei über Fünfzigjährigen mit Gedächtnisproblemen wahre Wunder wirkt. Die Versuchspersonen mussten sechs Monate lang dreimal die Woche Spaziergänge von etwa fünfzig Minuten Dauer machen. Das Ergebnis: Ihre Gedächtnisleistung war weit höher als bei Gleichaltrigen, die sich nicht bewegten.

Dreizehn Tipps für ein besseres Gedächtnis

1. Meditieren Sie

Nehmen Sie sich jeden Tag ein paar Minuten Zeit, um Ihren Kopf völlig leerzumachen: Setzen Sie sich bequem hin. Schließen Sie die Augen. Richten Sie Ihre Aufmerksamkeit auf den Atem. Entspannen Sie Ihre Muskulatur. Atmen Sie tief ein und aus. Diese tägliche Übung kostet Sie rein gar nichts und stärkt Ihr Erinnerungsvermögen.

2. Schreiben Sie mit der Hand

Bildschirme und Diktiergeräte lassen unseren Hippocampus verkümmern. Vergessen Sie all das für eine Weile! Nehmen Sie sich Zeit, Dinge mit der Hand zu notieren. Das »händische« Schreiben stimuliert jene Hirnregionen, die für das Gedächtnis zuständig sind (auch für das logische Denken und die Sprache). Das gilt im Beruf ebenso wie für zu Hause. Sie nehmen an einem Meeting teil, haben eine Besprechung? Machen Sie sich Notizen, um sie später noch einmal zu studieren und die wichtigen Dinge zu unterstreichen. Auf diese Weise können Sie sich zentrale Punkte besser merken. Wenn nötig, machen Sie Pfeile, ziehen Kästchen oder nehmen zu anderen visuellen Gedächtnisstützen Zuflucht. Bilder helfen, das Gelernte im Gedächtnis zu verankern, vor allem, wenn Sie eher visuell lernen.

3. Lachen Sie

Lachen regt die Gedächtnisbildung an. Das haben zumindest die Wissenschaftler der Johns-Hopkins-Universität in Baltimore festgestellt. Wenn man lacht, setzt das Gehirn Endorphine frei, Hormone, die die Konzentration steigern. Sie kennen in Ihrem Umfeld nur Trauerklöße? Dann gehen Sie eben ins Kino und sehen sich einen lustigen Film an!

4. Senken Sie Ihren Stresspegel

Wussten Sie, dass das Kurzzeitgedächtnis unter Stress schlechter arbeitet? Das liegt am Cortisol, dem Stresshormon, das man in den entsprechenden Situationen ausschüttet. Es setzt unsere Lernfähigkeit herab. Sich vor Stress zu schützen heißt, sein Gedächtnis zu schützen.

5. Wiederholen Sie

Die Wiederholung ist die Mutter der Gedächtnisbildung. Sagen Sie alles, was Sie unbedingt im Gedächtnis behalten wollen, laut vor sich hin: einmal, zweimal, dreimal, wenn nötig. So können Sie die Informationen im Langzeitgedächtnis verankern! Warum, denken Sie, dass Sie den Text Ihrer Lieblingssongs auswendig können? Weil Sie sie locker tausendmal nachgeträllert haben.

6. Leben Sie

Darunter verstehe ich, dass Sie nie aufhören, Neues zu lernen, nie der intellektuellen Faulheit nachgeben, Ihre sozialen Kontakte pflegen. Wenn wir sozial und intellektuell gefordert sind, wird unser Kortex voluminöser, unsere Neuronen knüpfen mehr Verbindungen untereinander und bilden sozusagen neue Übertragungswege. All das ist gut für unser Gedächtnis.

7. Diskutieren Sie

Der lebhafte Austausch von Argumenten trägt dazu bei, dass wir neue Ideen entwickeln. Also, mischen Sie sich ein. Sagen Sie, was Sie denken! So schaffen Sie neue neuronale Verknüpfungen. Und je mehr Sie diese Art von Gehirngymnastik betreiben, desto mehr Spaß wird sie Ihnen machen.

8. Lassen Sie sich hören

Mit lauter Stimme! Auch wenn Sie allein sind! Es ist Ihnen doch sicher auch schon passiert, dass Sie abends heimkommen und Ihre Schlüssel oder Ihr Handy irgendwohin legen, und ein paar Minuten später wissen Sie nicht mehr, wo das genau war.

In diesem Fall sprechen Sie einfach laut aus, was Sie gerade tun: »Ich lege die Autoschlüssel auf den Küchentisch.« Oder: »Mein Handy liegt auf dem Kaminsims.« Lassen Sie Ihre Stimme erschallen! Auf solche Weise regen Sie Ihr auditives Gedächtnis an. Und Sie finden danach Ihre Siebensachen leichter wieder.

Übrigens ist das auch ein toller Trick, um sich zu merken, wo Sie Ihr Auto geparkt haben. Möglicherweise werden Passanten Sie fragend anschauen, aber wenigstens finden Sie so Ihr Gefährt eher wieder.

9. Assoziieren Sie

Machen Sie es wie der amerikanische Präsident Franklin D. Roosevelt, der über ein fantastisches Gedächtnis verfügte. Wenn einer seiner Berater ihm den Namen eines Menschen zuflüsterte, der vor dem Präsidenten stand, konnte dieser sich unweigerlich daran erinnern, wo er dieser Person schon einmal begegnet war. Seine Methode? Er nahm sich grundsätzlich die Zeit, das Gesicht der Person zu visualisieren – mit dem Namen auf der Stirn. Das Gehirn reagierte dann automatisch, als man ihm den Namen ins Ohr flüsterte. Versuchen Sie es ruhig auch mal so!

10. Spielen Sie

Sudoku, Bridge, Scrabble, Canasta, Kreuzworträtsel: All diese Spiele stimulieren das Gedächtnis. Und noch einmal: Schach! (Obwohl ich darüber schon im vorangehenden Kapitel geschrieben habe.) Spielen Sie blind Schach! Dabei sehen die Spieler das Brett nicht, sondern sagen ihre Züge mündlich an. Eine unglaublich nützliche Übung! Man geht davon aus, dass ein Schachgroßmeister etwa 100 000 Kombinationen im Kopf hat. Je mehr man übt, desto schneller zirkuliert die Information durch die neuronalen Schaltkreise.

11. Bleiben Sie aktiv

Unser Gedächtnis funktioniert umso besser, je weniger es unnötig belastet ist. Verschieben Sie also Aufgaben, die Sie heute erledigen können, nicht auf morgen. Werden Sie sofort aktiv, sobald sich das Problem stellt. Wenn es erledigt ist, kann es Ihnen nicht mehr im Kopf herumspuken.

12. Lernen Sie

Werden Sie endlich der polyglotte Mensch, der Sie schon immer sein wollten. Fremdsprachen zu lernen stärkt das Gedächtnis. Das haben zahlreiche Studien gezeigt. Der Nutzen ist also ein doppelter!

13. Der eine oder andere Trick ist erlaubt

Jeder kennt Merkverse wie »Wer ›nämlich‹ mit h schreibt, ist dämlich. Recht einprägsam, oder? Merksprüche wie dieser sind zeitlos. Solche Eselsbrücken gibt es in allen Sprachen zuhauf auch für das Studium der Medizin, etwa: »Zebras mit Fransen lachen eher sehr peinlich.« Die Anfangsbuchstaben der Wörter sollen helfen, sich an die einzelnen Knochen zu erinnern, welche die Augenhöhle bilden: Os *z*ygomatum, *M*axilla, Os *f*rontale, Os *l*acrimale, Os *e*thmoidale, Os *s*phenoidale, Os *p*alatinum. Aber das ist vergleichsweise noch Kinderkram …

Tricks für Supercracks

Die Geschichte, die ich Ihnen nun erzählen möchte, hat sich in Toledo ereignet, einer alten spanischen Stadt, in der Künstler gelebt haben wie El Greco, Buñuel, García Lorca und … Sébastien Martinez: ein Weltmeister im Gedächtnissport. Ja, so etwas gibt es.

Ich habe Sébastien kennengelernt, als wir die Dokumentarserie »Les Pouvoirs extraordinaires du corps humain« gedreht haben, die die »unglaublichen Fähigkeiten des menschlichen Körpers« zum Thema hat. Sébastien ist noch keine dreißig Jahre alt, Bergbauingenieur und sieht aus wie ein Teenager. Er war schon mehrfach Sieger in den frankreichweiten Gedächtnismeisterschaften. In Toledo ist er, weil er an der bedeutendsten mnemotechnischen Meisterschaft weltweit teilnimmt. Die Kandidaten sind zwischen elf und 61 Jahre alt, was mir wiederum zeigt, dass es nie zu spät ist, sein Gedächtnis zu pflegen und ein bisschen zu üben. Beim Dreh merke ich, dass Sébastien sich Hunderte Zahlen merken kann, wenn man ihm nur eine Viertelstunde Zeit lässt, sie sich anzusehen. Karten merkt er sich mit einer Leichtigkeit, die jeden Croupier in Las Vegas vor Neid erblassen ließe: In neunzig Sekunden prägt er sich die genaue Folge eines Pakets von insgesamt 52 Karten ein. Und macht dabei noch Witze. Vollends von den Socken bin ich, als Sébastien mir erzählt, er hasse es, etwas auswendig zu lernen.

»Aber wie machst du das dann?«

»Man muss sich einfach Strategien zurechtlegen«, meint er. »Damit kann jeder Gedächtnis-Champion werden.«

Das will ich natürlich sehen. Lässig lädt Sébastien mich zu einer Stadttour ein. Meine Co-Moderatorin Adriana Karembeu begleitet uns. Sie macht bei dem Spiel mit.

Wir kommen an einen Fußgängerüberweg. Sébastien will uns zeigen, wie wir uns die Namen der ersten zehn Präsidenten der französischen Republik merken können. Das hat absolut nichts zu tun mit dem Ort, an dem wir uns befinden, oder mit den Dingen, über die wir gerade gesprochen haben. Und offensichtlich hat Sébastien seinen Spaß dabei. Die ersten zehn Präsidenten der französischen Republik? Adriana wendet ein: »Aber ich kenne die gar nicht!« Ich: »Ich auch nicht.« Sébastien lächelt weiter: »Es geht jetzt auch nicht um Staatsbürgerkunde. Glauben Sie mir, in zehn Minuten werden Sie all diese Namen nennen können!«

Sébastien erklärt uns, er werde eine Technik anwenden, die schon seit gut 2500 Jahren bekannt ist: »die Loci-Methode«. Dabei macht man sich die Gegebenheiten des Ortes zunutze, an dem man sich befindet, um sich bestimmte Dinge zu merken. Zwei goldene Regeln gibt es dabei:

1. Bringen Sie Ihre Kinderseele mit!
2. Nutzen Sie Ihre fünf Sinne!

Ich weiß immer noch nicht, worauf er hinauswill, und brenne vor Neugier auf die praktische Demonstration.

Sébastien: »Der erste Präsident der französischen Republik ist Louis-Napoléon Bonaparte. Woran denken Sie bei diesem Namen?«

Adriana aufs Stichwort: »An ein kleines Männchen.«

Sébastien dreht sich um und zeigt auf eine Einfahrt ein paar Meter weiter. »Wunderbar. Wir werden dort anfangen. Schauen Sie sich die Einfahrt an und stellen Sie sich vor, wie ein kleines Männchen herauskommt. Hinter der Einfahrt liegt ein schönes Appartement.«

Ich: »Ein schönes Appartement?«

Sébastien: »Ja. Ein *bon appart*, wie es in französischer Umgangssprache heißt: ›Bonaparte‹.«

Adriana und ich stellen uns vor, wie ein kleines Männchen aus dem Appartement tritt und durch die Einfahrt kommt.

Sébastien: »Der zweite Präsident hieß Adolphe Thiers, nicht wahr? Woran denken Sie bei diesem Namen?«

Adriana blitzschnell: »An ein Stück Kuchen, *un tiers de gâteau.*«

Sébastien zeigt auf ein Denkmal, das die Form einer runden Platte hat: »Und nun stellen Sie sich vor, wie das Stück Kuchen auf dieser Platte serviert wird.«

Amüsiert machen wir weiter. Sébastien meint: »Der dritte Präsident ist Patrice de Mac-Mahon. Woran denken Sie dabei?«

Adriana: »An einen Hamburger. Einen Big Mac.«

Sébastien lässt sich nicht erschüttern: »Sehen Sie diesen Baum dort? Stellen Sie sich vor, dass an einem Ast ein Big Mac hängt. Und darunter sitzt eine Katze. Und wie macht die Katze? Genau: ›Mau, mau‹ – für die französische Aussprache von ›Mahon‹.«

»Das ist jetzt aber ziemlich weit hergeholt«, entgegnet Adriana.

Doch Sébastien bittet uns, uns zu entspannen und das Kind, das in jedem von uns steckt, spielen zu lassen. Kinder assoziieren mühelos, ohne sich von angeblichen oder tatsächlichen Verrücktheiten beirren zu lassen. An diesem Punkt wiederholen wir, was wir bisher gemacht haben. Ich stelle mir einen kleinen Mann vor, der aus seinem schönen Appartement kommt, durch die Einfahrt geht und auf das Stück Kuchen zu, das auf der Platte liegt, während auf der anderen Straßenseite eine Katze versucht, einen Hamburger zu schnappen. Stimmt, das ist völlig gaga! Aber merken kann man sich das prima. So habe ich mir jetzt ohne jede Mühe die ersten drei Präsidenten Frankreichs eingeprägt. Und das ist nur der Anfang.

Sébastien: »Der vierte Präsident war Jules Grévy. Woran denken Sie dabei?«

Adriana und ich unisono: »An einen Streik. *La grève* heißt ja ›der Streik‹.«

»Dann malen Sie sich jetzt einen Mann aus, der wütend ein Schild schwenkt.«

Wir stellen uns alles Mögliche bildlich vor, registrieren es, prägen es uns ein, wiederholen es. Und dann geht es von vorn los. Es folgen: Sadi Carnot (wobei Adriana an einen Sadisten denkt), dann Jean Casimir-Perier (wobei wir uns natürlich das Mineralwasser vorstellen mit ein bisschen Käse dazu), Félix Faure, Émile Loubet, Armand Fallières und Raymond Poincaré, der zehnte Präsident. Adriana und ich sind baff: Innerhalb von ungefähr fünfzehn Minuten hat Sébastien uns die Namen der ersten zehn Präsidenten der Republik Frankreich beigebracht, und das mit einer Geschichte, wie sie verrückter kaum sein könnte. Werden wir sie genauso schnell wieder vergessen? Kann schon sein. Um das zu vermeiden, meint Sébastien, sollen wir uns vor jeder Gedächtnisübung unsere Geschichte vorsagen. »So können Sie die Dinge besser verankern und jederzeit darauf zugreifen …«

Zwei Jahre sind vergangen, seit Sébastien Martinez uns sein Rezept vorgeführt hat. Zwei Jahre, in denen ich nicht einmal an diese Geschichte gedacht habe. Und doch kann ich immer noch fast alle Namen zitieren, die Adriana und ich an jenem Tag memoriert haben.

> Das Erstaunlichste an dieser kleinen Demonstration in Toledo ist gleichwohl, dass Adriana und ich den Ort, an dem sie stattfand, nicht kannten. Wenn Sie versuchen, sich eine Liste von Namen, Wörtern oder Zahlen zu merken, indem Sie eine kleine Geschichte erfinden, dann greifen Sie am besten auf einen Ort zurück, den Sie schon kennen: Ihr Haus, Ihr Büro, einen Weg, den Sie regelmäßig gehen. Das vereinfacht die Aufgabe, weil es Ihnen leichter fallen wird, sich den Ort vorzustellen.

Nur kein Neid auf Wunderkinder!

Wie Sébastien Martinez (der seine Fähigkeiten ausschließlich seinem ausdauernden Training verdankt) gibt es Menschen, die sich unglaubliche Mengen an Informationen merken können, zum Beispiel solche, die unter dem Asperger-Syndrom leiden, einer Sonderform des Autismus, die zum ersten Mal 1943 von dem österreichischen Kinderarzt Hans Asperger beschrieben wurde. Das mittlerweile bekannteste Beispiel ist die Gestalt des Raymond im Film »Rain Man«, gespielt von Dustin Hoffman. Er kann sich ganze Seiten eines Telefonbuchs merken, wenn er sie nur einmal gelesen hat!

Kinder, die davon betroffen sind (meistens Jungen), sind hochbegabt in Kunst und Naturwissenschaft. Die schottische Sängerin Susan Boyle ist eigener Aussage zufolge ein Asperger-Kind, und vermutlich war es auch der Pianist Glenn Gould. Manche dieser Menschen haben darüber hinaus ein fantastisches fotografisches Gedächtnis. Das gilt zum Beispiel für den englischen Künstler Stephen Wiltshire. Er kreiste im Hubschrauber zwanzig Minuten lang über Rom und konnte die Stadt dann auf einem fünf Meter langen Stück Papier mit einer Detailgenauigkeit wiedergeben, die ihresgleichen sucht! Und er ist auch noch ein begabter Zeichner!

Dieses Erinnerungsvermögen, das quasi Abbilder schafft, ohne etwas wegzulassen, ist natürlich außergewöhnlich, doch meist gehen solche Fähigkeiten auf Kosten eines anderen Teils des Gehirns. Ein klassisches Beispiel dafür ist Albert Einstein. In Geometrie und Physik konnte er die komplexesten Zusammenhänge so klar darstellen, dass jeder seiner Zuhörer ihn mit offenem Mund anstarrte. Sobald er aber eine ganz normale Rede halten sollte, purzelten die Worte durcheinander, seine Sätze verknäuelten sich, sodass man nicht mehr folgen konnte. Nachdem Einstein 1955 an einem geplatzten Aneurysma der Bauchschlagader gestorben war, wurde seine Asche, wie er es gewünscht hatte, in alle Winde verstreut. Der Mann aber, der die Autopsie durchführte, hatte die kluge Idee, das Gehirn zu konservieren. Und als Spezialisten es untersuchten, stellte sich heraus, dass jener Teil von Einsteins Gehirn, der für die Sprachverarbeitung zuständig ist, abnorm verkleinert war, wohingegen die Region des abstrakten Denkens sich deutlich vergrößert zeigte.

Wie war doch gleich deine Telefonnummer?

»Oje, Michel, ich habe gestern meine Apfelsine gemolken.« Komischer Satz, nicht? Aber ich bin noch nicht fertig. »Oje, Gernot hat vier muhende blaue Korinthen gegessen.« So merkwürdig es scheinen mag, beide Sätze führen zum selben Ergebnis: einer Telefonnummer. Jetzt fragen Sie sich vermutlich, ob ich eine auf den Kopf bekommen habe … Nein, mir geht es gut. Die fragliche Nummer ist: 02 6347598. (Sie gehört einem Freund. Bitte rufen Sie nicht an, seine Mailbox ist ohnehin ständig voll. Er antwortet nie.)

Willkommen in den Windungen meines Gehirns. Ich werde Ihnen die Methode gleich erklären. Zunächst einmal die »02« – die Vorwahl steht für das nordwestliche Frankreich. Wie ich auf »02« komme? Ganz einfach, »o« steht für die Null, und »je« hat zwei Buchstaben, nicht wahr? »Michel« hat sechs Buchstaben, »ich« drei und so weiter. Damit können Sie jede Telefonnummer in einen leicht zu merkenden Satz umwandeln. An der Sinnlosigkeit des Gesagten dürfen Sie sich dabei nicht stören. Ganz im Gegenteil: Sie werden sich den Satz besser merken können, wenn er völlig verrückt klingt.

Ich sage: »Kreiszahl Pi«, Sie antworten: »3,14.« Und danach? Die anderen Dezimalstellen? Auch hier hat die Methode, einzelne Zahlen durch Wörter beziehungsweise die Anzahl der darin enthaltenen Buchstaben wiederzugeben, zu netten Formeln geführt: »Wie, o, dies Pi macht ernstlich so vielen viele Müh. Lernt immerhin, Jünglinge, leichte Verselein, wie so zum Beispiel dies dürfte zu merken sein.« Ergibt: 3,14159265358979323846264. Immerhin! Ein Mathematiker hat sogar ein Gedicht von zwanzig Alexandrinern verfasst, das Pi bis auf 126 Dezimalstellen wiedergibt.

Ich kann mir Zahlen so schlecht merken ...

Sie lieben Geschichte, haben aber Probleme, sich die römischen Zahlen zu merken. Auch dafür gibt es Sprüche, zum Beispiel »*Lass Cäsar das machen*«: L steht für 50, C für 100, D für 500 und M für 1000. Von den Postleitzahlen gar nicht zu sprechen. In diesem Fall setzt der Profi auf Bilder, die den Zahlen ähneln: Eine Kerze steht für die 1, ein Schwan für die 2, ein Dreizack für die 3, ein Kleeblatt für die 4, eine Schlange für die 5, ein Elefantenrüssel für die 6, ein Bumerang für die 7, eine Sanduhr für die 8, eine Pfeife für 9, eine Torte für die 0. Wollen Sie sich also die Postleitzahl 94032 merken, dann müssen Sie sich eine Geschichte erzählen wie diese: »Traf eine Pfeife ein Kleeblatt, das gerade eine Torte verschlang. Da schleuderte sie einen Dreizack los, traf aber damit den Schwan.« Ich weiß, das hört sich für Nichteingeweihte verrückt an, aber es hilft. Und so können Sie sich endlich die eigene Telefonnummer oder Postleitzahl merken.

Natürlich können Sie die Bilder auch Ihrem eigenen »bildgebenden Universum« anpassen. Jeder hat schließlich seine eigenen Fantasien und Verrücktheiten. Ihrem Assoziationsvermögen sind da keine Grenzen gesetzt. Hauptsache, Sie können so etwas memorieren.

Selbstverständlich ist dieses Verfahren auch sehr nützlich für Kontonummern und PINs. Stellen wir uns mal vor, Ihre PIN lautet 7498. Wenn Sie jetzt ein Fußballfreak sind, könnten Sie sich ein Bild ausdenken wie: »Gerd Müller in Kaiserslautern!« Natürlich weiß jeder Fan, dass Müller 1974 das Siegtor zur deutschen Weltmeisterschaft geschossen hat. Und dass 1998 zum ersten Mal ein Aufsteiger Deutscher Meister wurde: der 1. FC Kaiserslautern. Wenn Sie sich jetzt Gerd Müller noch mit kleinen Teufelshörnern vorstellen können (denn die Lauterer sind »die roten Teufel«), haben Sie für Ihre PIN auch noch ein hübsches Bild.

Interessieren Sie sich mehr für den internationalen Sport, wie wäre es dann mit »Ali küsst Zidane«? Ja, genau: 1974 fand der Kampf von Muhammad Ali gegen George Foreman statt, der als »Rumble in the Jungle« in die Geschichte einging. Und 1998 gewann Frankreich zum ersten Mal die Fußballweltmeisterschaft. Sie möchten es ein bisschen persönlicher? Nun ja, nehmen wir mal an, dass Ihre Schwester Alexandra 1974 geboren wurde und Ihre Tochter Natalie 1998. Dann hieße es: »Alexandra ist immer vor Natalie.« Glauben Sie mir, Sie werden Ihre PIN nie wieder vergessen.

Und noch einmal 7498. Was halten Sie von »Gestern lila Bratwurst gegessen?« Hier enthält das erste Wort sieben Buchstaben, das zweite vier, das dritte neun und das vierte acht. Ja, genau, das ist Ihre PIN. Und der Satz ist so verrückt, dass Sie ihn sich garantiert problemlos merken können.

Machen wir einen Exkurs ins Tierreich: Gerade der Elefant soll ja ein unglaublich gutes Erinnerungsvermögen besitzen. Elefanten sind seit Jahrtausenden daran gewöhnt, Jahr für Jahr kilometerlange Strecken zurückzulegen. Dabei erinnern sich die Tiere genauestens an jedes Wasserloch und an die Reifezeit von Früchten und anderen Pflanzen an bestimmten Orten. Die Dickhäuter erinnern sich exakt an ihre Artgenossen und erkennen sie selbst Jahre nach deren Hinscheiden noch an ihrem Skelett. Wenn Sie also im Zoo in Versuchung geraten sollten, einen Elefanten zu ärgern, müssen Sie wissen, dass der sich bei Ihrem nächsten Besuch vermutlich an Sie erinnert. Der Ausdruck »ein Gedächtnis wie ein Elefant« ist also nicht unbegründet.

Der in England vielzitierte Goldfisch hat gar kein so schlechtes Gedächtnis, wie ihm nachgesagt wird: Englische Forscher fanden heraus, dass er (wie der Pawlow'sche Hund) einen Ton erkennt, der ihn zur Mahlzeit ruft, und das selbst noch ein Jahr nachdem man ihn in die Freiheit entlassen hat. Außerdem ist er fähig, ein einmal benutztes Versteck wiederzufinden, was für ein funktionierendes Langzeitgedächtnis spricht. Nemo kann es also nicht unbedingt mit dem Elefanten Babar aufnehmen, aber als Beispiel für ein sprichwörtlich kurzes Gedächtnis ist der Goldfisch das falsche Tier.

Das Gedächtnis und das Alter

Das Gedächtnis lässt sich immer trainieren, völlig unabhängig vom Alter. Wissenschaftliche Untersuchungen aber legen nahe, dass es zu bestimmten Zeiten in unserer Biografie besser arbeitet als zu anderen. Zwischen dem fünfzehnten und dem dreißigsten Lebensjahr funktioniert es optimal. Zu ebenjener Zeit also, in der wir sehr häufig »erste« Erfahrungen machen. Wir lernen einen Beruf, lernen Menschen kennen, machen Entdeckungen, treten ins Erwachsenenleben ein. Wir bauen uns einen eigenen Bekanntenkreis auf, beziehen eine eigene Wohnung, machen erste sexuelle Erfahrungen. Eine aufregende und anregende Zeit.

Doch das heißt nicht, dass es mit dem Gedächtnis nach dem dreißigsten Lebensjahr kontinuierlich bergab geht! Wir treten nun einfach in eine Phase unseres Lebens ein, in der wir mehr Zeit und Konzentration aufwenden müssen, um uns etwas zu merken. Mit zunehmendem Alter werden wir anfälliger für Störungen, für Lärm beispielsweise. Nach dem fünfzigsten Lebensjahr beginnt unser Erinnerungsvermögen zu altern. Dieser Prozess beschleunigt sich nach dem 75. Lebensjahr. Doch dass unser Gedächtnis altert, bedeutet keinesfalls, dass es nicht mehr funktioniert. Es widersteht dem Zahn der Zeit umso besser, je mehr man es im Alltag einsetzt. Schwedische Wissenschaftler haben festgestellt, dass jedes Jahr zwei Prozent unserer Neuronen durch neue ersetzt werden, wenn wir geistig aktiv bleiben. Das ist ein deutlich höherer Prozentsatz, als er bei einem wenig geforderten Gehirn üblich ist.

Andererseits weiß man heute auch, dass die Neuronen eines ungeborenen Kindes so einiges leisten müssen. Denn der Fötus ist bereits ab der zwölften Schwangerschaftswoche fähig, zu hören und zu fühlen sowie Geschmacks- und Berührungsempfindungen aufzunehmen. So haben Forscher der niederländischen Universität Maastricht entdeckt, dass das Gehirn eines Fötus sich Töne merken kann. Zu diesem Zweck haben sie 24 werdende Mütter einer klanglichen Stimulierung ausgesetzt. Zu Beginn reagierten die ungeborenen Kinder noch. Doch nach einer gewissen Zeit war keine Reaktion mehr messbar. Man nennt das »Gewöhnungseffekt«: Die Wiederholung des Stimulus rief keine Reaktion mehr hervor. Ein Gewöhnungseffekt aber heißt immer auch: Lerneffekt und Gedächtnisleistung. Im vorliegenden Fall erstreckte sich diese auf einen Zeitraum zwischen zehn Minuten und 24 Stunden. Man darf ja von so einem Fötus nicht zu viel erwarten …

Auch Babys haben ein Gedächtnis, selbst wenn es sie gelegentlich im Stich lässt. Nehmen wir ein Kind, das auf eine Trommel schlägt und dabei strahlt. Offensichtlich macht ihm das Ganze Spaß. Dann lassen wir ein bisschen Zeit vergehen und setzen das Kind danach wieder vor die Trommel. Effekt:

Das Kind lacht. Offensichtlich erinnert es sich. Und es kann nicht das Objekt sein, das ihm Spaß macht, denn eine Trommel ist ja an sich nichts Lustiges. Es erinnert sich vielmehr an das Spiel, den Ton, die bereits erlebte Szene. Und diese Erinnerung genießt es offensichtlich.

Können wir dazu beitragen, das Gedächtnis unserer Kinder zu stärken? Ja und nein! Denn es gibt Unterschiede zwischen dem, was ein Kind spannend findet, und dem, was seine Eltern interessiert. Das Kleine erinnert sich nach seinen ersten Ferien am Meer vermutlich nicht an den Schrei der Möwen und die langen Stunden gemeinsamer Spaziergänge am Strand. Es hat keinen Sinn, es zwingen zu wollen. Aber Sie können ihm helfen. Wie? Indem Sie es bitten, den Nachmittag doch mal nachzuerzählen. So kann es die Erfahrung wiederholt durchleben, was der Gedächtnisleistung auf die Sprünge hilft. Außerdem erinnert sich das Kind auch besser an seine eigenen Erlebnisse, wenn Sie ihm in klaren und einfachen Worten erzählen, was Sie von dem Nachmittag im Gedächtnis behalten haben. Sie können die Erinnerungen Ihres Kindes also durchaus fördern, indem Sie Ihre eigenen weitergeben.

Eine amerikanische Forscherin behauptet, Frauen hätten ein besseres Gedächtnis als Männer. Diese These stützt sie auf eine wissenschaftliche Untersuchung, bei der sechzig Studenten unterschiedlicher Herkunft drei überraschende SMS bekamen. Danach wurden sie gebeten, schriftlich niederzulegen, was sie in der letzten halben Stunde gemacht und erlebt haben. Am Ende der Woche mussten sie erneut wiedergeben, was sie erlebt hatten. Ergebnis: Frauen konnten sich an ihre Erlebnisse genauer und detailgetreuer erinnern als Männer. Sie haben also ein besseres episodisches Gedächtnis. »Diese Untersuchung legt nahe, dass Männer und Frauen die Welt aus einem anderen Blickwinkel wahrnehmen«, lautet das Fazit der Wissenschaftlerin. Nun ja, das wissen wir ja nicht erst seit gestern …

Tolle Sache, das!

Je kompetenter Sie auf einem Gebiet sind, desto besser können Sie sich alles merken, was damit zusammenhängt. Wenn Ihnen die Tätigkeit auf diesem Gebiet auch noch richtig gefällt, wirkt Ihr Erinnerungsvermögen wahre Wunder. Zwingen Sie sich hingegen, die Gedichte von Verlaine auswendig zu lernen, obwohl die ausklingenden Seufzer herbstlicher Geigen Ihr Herz nicht zum monotonen Reigen anhalten, werden Sie sich kaum etwas davon merken können. Sollte ein Thema Sie überhaupt nicht interessieren, lassen Sie besser die Finger davon. Konzentrieren Sie sich auf das, was Ihnen Spaß macht, Ihren Bedürfnissen entspricht und Ihr Herz in Wallung versctzt.

Um Ihrem Gedächtnis auf die Sprünge zu helfen, können Sie beispielsweise einen Zeitungsartikel über ein Thema nehmen, das tatsächlich Ihr Interesse erregt. Er sollte eine ganze Reihe präziser Informationen enthalten. Lesen Sie ihn in aller Ruhe durch, dann decken Sie das Blatt zu und holen sich Papier und Bleistift. Schreiben Sie alles auf, woran Sie sich noch erinnern. Dann lesen Sie den Artikel nochmals durch und streichen alles an, was Sie nach der ersten Lektüre vergessen haben. Wenn Sie das des Öfteren üben, stärken Sie Ihr Gedächtnis auf eine Weise, die Ihnen im Alltag nützlich ist: Sie lernen, Informationen auszuwählen und sie zu behalten.

Psychologen haben festgestellt, dass wir einzelne Informationen besser behalten, wenn sie in einer anderen Schrift notiert werden als sonst im selben Dokument. Na, worauf warten Sie noch? Stellen Sie doch am Computer eine andere Typografie für einzelne Sätze ein, wenn Sie sich etwas Spezielles merken wollen!

Das Vergessen – Allheilmittel gegen den Schmerz

Wer mit unerträglichen innerseelischen Belastungen konfrontiert ist, kann sie – bewusst oder unbewusst – verdrängen, um seine psychische und manchmal auch physische Gesundheit zu bewahren. Sigmund Freud war der Erste, der diesen Mechanismus beschrieb. Die Verdrängung ist eine Art der Amnesie. In diesem Fall spricht man von »psychogener Amnesie«, also einem psychisch verursachten Gedächtnisverlust. Was über eine bestimmte traumatische Stress- oder Belastungsschwelle hinausgeht, die von Mensch zu Mensch verschieden ist, wird vergessen.

Die französische Schauspielerin Anny Duperey erzählt in ihrer Autobiografie *Le Voile noir* (etwa »Der schwarze Schleier«), wie sie mit acht Jahren ihre Eltern tot auf dem Boden des Badezimmers fand. Sie waren an einer Rauchvergiftung gestorben. Sie kann sich an diesen Moment glasklar erinnern, alles aber, was sie vorher erlebte, hat ihr Gedächtnis einfach gelöscht. Ihr Erinnerungsvermögen hat einen Schutzpanzer angelegt: »Diese Verdrängung war ein Antikörper für meinen Schmerz«, schreibt sie.

Diese Art des Vergessens ist natürlich etwas anderes als das Nachlassen des Gehirns, das wir uns im Folgenden anschauen wollen.

IV

Wenn das Gehirn nachlässt

Die Alzheimer-Demenz

Woran man Alzheimer erkennt

Alzheimer, das ist zunächst mal nur ein Familienname, nämlich der Name des Arztes, der diese degenerative Erkrankung des Gehirns – eine Form der Demenz – erstmals beschrieb. Alois Alzheimer (1864–1915) ahnte wohl nicht, dass sein Name einmal in aller Munde sein würde. Denn man benannte eine Krankheit nach ihm, die jeden Menschen über dem 65. Lebensjahr bedroht, vor allem Frauen (was nichts damit zu tun hat, dass Frauen länger leben, sondern möglicherweise mit ihrem Hormonhaushalt zusammenhängt), und ständig neue Opfer fordert: In Frankreich zählt man aktuell gut 900 000 Betroffene (in Deutschland mehr als eine Million [Anm. d. Übers.]). Diese Zahlen werden sich bis 2050 deutlich erhöhen, da die Zahl der Neuerkrankungen die Zahl der Sterbefälle längst übertrifft. Wenn bis dahin in der Forschung kein Wunder geschieht …

Denn zu dem Zeitpunkt, da ich diese Zeilen schreibe, zählt die Alzheimer-Erkrankung zu den unheilbaren Krankheiten, deren Ursprung noch immer unbekannt ist. Soweit es überhaupt Medikamente gibt, wird deren Wirksamkeit heftig diskutiert. Im Grunde dienen sie weitgehend der Beruhigung der Kranken, weil man »wenigstens etwas tut«. Je früher die Krankheit diagnostiziert wird, desto besser lässt sich etwas dagegen unternehmen. Daher sollte man die Frühwarnzeichen der Alzheimer-Erkrankung kennen. Sie entwickelt sich gewöhnlich langsam und führt am Ende zum vollkommenen Verlust der Autonomie der Betroffenen. Die Alzheimer-Erkrankung schleicht sich heimlich ein, gut zehn, manchmal zwanzig Jahre vor dem Auftreten der ersten Symptome, die im Folgenden skizziert werden.

1. Gedächtnisstörungen

Gedächtnisstörungen sind das am häufigsten auftretende Symptom der Krankheit. Aber lassen Sie sich jetzt nicht kopfscheu machen, wenn Sie manchmal nicht mehr wissen, wo Sie Ihre Brille hingelegt haben oder wenn Sie den Termin beim Zahnarzt vergessen: Das zeigt höchstens, dass Sie überlastet sind oder ein wenig schusselig.

Wer jedoch auf eine Alzheimer-Erkrankung zusteuert, vergisst vor allem jüngste Ereignisse, und zwar wiederholt. Solche Menschen stellen beispielsweise mehrmals hintereinander dieselbe Frage, etwa, wer denn heute Abend zum Essen kommt. Sie antworten, aber trotzdem fragen sie Sie gleich wieder. An Begebenheiten, die sehr lange zurückliegen, erinnert der oder die Betroffene sich jedoch glasklar. Zumindest zu Beginn der Erkrankung. Besonders gefährlich sind Erinnerungslücken, die emotionale Ereignisse betreffen. Wenn Sie beispielsweise Ihre Mutter zum Nachmittagskaffee besuchen, diese Sie aber abends

anruft und fragt, wann Sie denn endlich wieder mal vorbeikä-
men, dann haben Sie Grund zur Sorge, vor allem, wenn es nicht
bei einem Mal bleibt.

2. Sprachstörungen

Auch Probleme mit der Sprache bieten Anlass zur Sorge, weil
sie besonders häufig zu Beginn der Alzheimer-Erkrankung auftreten. Man vergisst einfache Wörter oder weiß nicht mehr, wie
man sie zu verwenden hat. Wenn jemand, der gern kocht, das
Wort »Kasserolle« nicht mehr kennt, wenn ein begeisterter Leser nicht weiß, was »Bücher« sind, wenn der Großpapa sich an
den Namen der Enkelkinder nicht mehr erinnert, dann sollten
Sie sich fragen, wieso das so ist. Erfindet der Betroffene dann
ständig neue Wörter, formuliert er äußert unverständliche Sätze,
lässt er in der Rechtschreibung nach und entwickelt er eine un-
leserliche Schrift, dann haben Sie es mit weiteren Anzeichen zu
tun, nach denen es geraten scheint, dass der Ihnen teure Mensch
sich einmal untersuchen lässt.

Manchmal merkt man allerdings gar nicht so schnell, was los
ist, um sinnvoll zu reagieren, denn Alzheimer-Erkrankte sind
sehr geschickt darin, die beginnenden Ausfälle vor ihrem Umfeld zu verbergen. Sie identifizieren einzelne Objekte zum Beispiel an ihrer Beschaffenheit, benutzen dafür Allerweltsworte
wie »Ding«, »Sache« oder »Zeugs«. Ihnen nahestehende Menschen erkennen sie manchmal am Geruch oder am Klang ihrer
Stimme. Da vergehen mitunter Monate oder Jahre, bevor das
Umfeld merkt, dass etwas nicht stimmt. In dieser Zeit schreitet
die Alzheimer-Erkrankung unerbittlich fort …

3. Mangelndes Urteilsvermögen

Gerade dies wird von den meisten Alzheimer-Erkrankten schlicht geleugnet. Sie haben Schwierigkeiten, sich einzugestehen, dass sie Fehlleistungen bringen. Sie gehen über solche »Ausrutscher« hinweg und pfeifen auf die besorgten Bemerkungen der Nahestehenden, selbst wenn sie noch so liebevoll und geschickt geäußert werden. Es geschehen immer öfter verrückte Dinge, die manchmal lebensgefährlich werden: Der eine stellt die Butter in den Kleiderschrank, der andere legt ein Buch in den Kühlschrank, der dritte geht angetan mit drei Pullovern aus dem Haus, obwohl der Wetterdienst 30 Grad Celsius meldet. Gefährlich wird es, wenn man Auto fährt und die Bilder im Rückspiegel nicht mehr deuten kann oder wenn man vergisst, den Herd oder das Bügeleisen auszumachen. Wenn sich solche Erfahrungen wiederholen, wird es Zeit zu handeln.

4. Probleme mit räumlich-zeitlichen Zusammenhängen

Haben Sie schon von den »Alzheimer-Ausreißern« gehört? Das sind Menschen über siebzig oder achtzig, die eines Tages ihr Heim verlassen und einfach anfangen herumzuwandern. Bis zur Erschöpfung. Manche suchen einen Ort auf, der ihnen früher – meist aus der Kindheit – vertraut war. Andere tun es, ohne einen erkennbaren Grund zu haben. In der Regel unbewusst wollen sie die letzte Möglichkeit zur Autonomie nutzen, die ihnen noch bleibt: Sie bewegen sich irgendwohin. Nicht wenige begeben sich dabei in Lebensgefahr. Die Zeitungen sind voll von solchen Geschichten: von Menschen, die sich verlaufen und nicht mehr nach Hause finden. Weniger tragisch, aber

ebenso besorgniserregend sind die Fälle, in denen der Alzhei-
mer-Kranke sich nicht mehr erinnert, welcher Tag heute ist,
oder verzweifelt versucht, mit seinem Schlüssel eine fremde
Wohnungstür aufzuschließen.

Ein anderes wichtiges Indiz ist der Geburtstag. Wenn jemand
nicht mehr versteht, warum man einen Geburtstag »feiert«,
dann muss diese Person ganz sicher zum Arzt.

5. Der Papierkram als Warnsignal

Ich kenne nur wenige Menschen, die sich gern um Bürokrati-
sches kümmern, und mehr als einen, der die Steuererklärung
hasst, das Formular für die Rentenauskunft und den Ordner mit
den Kontoauszügen. Aber wenn eine Person in Ihrem Umfeld
mit diesen Aufgaben nicht mehr zurechtkommt (obwohl sie es
früher konnte), dann sollten Sie sich um den Betreffenden kümmern. Administrative Aufgaben wie die genannten erfordern
die Fähigkeit zum abstrakten Denken, die bei Alzheimer-Erkrankten verkümmert.

6. Persönlichkeitsveränderungen

Auch einschneidende Veränderungen in der Persönlichkeit des
Betroffenen können ein Signal für eine bestehende Alzheimer-Erkrankung sein, vor allem, wenn sie unerwartet und anscheinend ohne äußere Ursache auftreten. Der Betreffende regt
sich schnell auf, wird wütend, ja sogar aggressiv, um dann wieder in Teilnahmslosigkeit zu versinken und keinerlei wie auch
immer geartete emotionale Reaktion zu zeigen. So etwas macht

das unmittelbare Umfeld meist fassungslos: Ein fröhlicher, aufgeschlossener, offener, vertrauensvoller und aktiver Mensch wird misstrauisch, ängstlich, nervös und reizbar. Wenn sich die Persönlichkeit eines geliebten Menschen auf solche Weise verändert, ist nicht auszuschließen, dass dies auf die Krankheit zurückgeht.

Alzheimer vorbeugen

Sicher hat die genetische Veranlagung etwas mit der Alzheimer-Erkrankung zu tun, ebenso wie Umwelteinflüsse und die Lebensweise. Davon geht zumindest die Forschung aus. So haben zum Beispiel Wissenschaftler der englischen Universität Cambridge sieben Risikofaktoren für die Alzheimer-Demenz festgestellt:

1. niedriges Bildungsniveau,
2. Rauchen,
3. Depressionen,
4. Bewegungsmangel,
5. Diabetes,
6. Bluthochdruck und
7. Übergewicht.

(Für die letzten drei Faktoren gilt dies verstärkt, wenn sie in der Lebensmitte auftreten.)

Ebendarum geht es in den ersten beiden großen Kapiteln dieses Buches, auf die ich Sie daher nochmals verweisen möchte. Denn es ist möglich, das Erkrankungsrisiko durch einen gesunden Lebensstil zu verringern. Vergessen Sie nicht, dass gerade diese Faktoren sich gegenseitig beeinflussen: So kann uns Sport vor Übergewicht schützen. Und behalten Sie im Hinterkopf, dass wissenschaftliche Untersuchungen immer wieder zeigen, wie deutlich Menschen, die sich regelmäßig geistigen Herausforderungen stellen, ihr Risiko senken, eine Demenz zu entwickeln (seien diese Herausforderungen nun formaler Natur wie die Lektüre von Fachbüchern beziehungsweise ein Studium oder spielerisch wie Schach). Wie alt man auch sein mag, wenn der Geist aktiv bleibt, werden ständig neue Verbindungen zwischen den Neuronen unseres Gehirns erzeugt, sodass es in der Regel einwandfrei funktioniert.

Lernen. Sich weiterbilden. Nachdenken. Alles, was unser Köpfchen anstrengt und uns neue Ideen abverlangt, ist das beste Mittel gegen Alzheimer. Das jedenfalls zeigt die »Nun Study«, die »Nonnenstudie«. Wie der Name vermuten lässt, wurde sie in Klöstern durchgeführt. 678 Nonnen in den USA nahmen daran teil. Nonnen als Versuchspersonen haben den Vorteil, dass es in ihrem Lebensstil kaum Unterschiede gibt: Sie wohnen in einer ähnlichen Umgebung, essen ähnliche (meist gesunde) Lebensmittel, haben dieselbe Beschäftigung, eher wenig Stress, denselben Lebensrhythmus, denselben Verdienst, denselben Zugang zur Pflege – in der Soziologie bezeichnet man dies als »homogene Gruppe«, der Traum jedes Statistikers.

Zunächst studierten die Wissenschaftler die Lebensbeschreibungen der Nonnen, die sie bei ihrer Bewerbung fürs Kloster verfasst hatten, als sie ungefähr zwanzig Jahre alt waren. Diese kategorisierte man nach Kriterien wie sprachliche Ausdrucksfähigkeit oder gedankliche Komplexität, um sich ein Bild von der Intelligenz der Betreffenden zu machen. Dieselben kognitiven

Fähigkeiten wurden dann noch einmal bei den mittlerweile sieb-
zig-, achtzig- oder neunzigjährigen Nonnen getestet. Resultat: Je
tiefschürfender die Lebensbeschreibung der jungen Novizin
war, desto besser funktionierte das Gehirn auch im Alter.

Der Intelligenzquotient auf dem Rückzug

Der Intelligenzquotient, weithin bekannt unter dem Kürzel
»IQ«, wird nach bestimmten psychometrischen Tests berech-
net. Zu den getesteten kognitiven Fähigkeiten zählen beispielsweise die Repräsentation von Formen, die Arithmetik oder die
Sprachlogik. Seit man den Test durchführt, steigt diese Maß-
zahl der individuellen Intelligenz – welche von Sachverständi-
gen heftig kritisiert wird – beharrlich an. Vereinfacht gesagt
wird unser Gehirn jeden Tag ein bisschen kompetenter. Zumindest war das früher so. Bevor sich der Trend umgekehrt hat.
Denn seit etwa zwanzig Jahren befindet sich der IQ im ständigen Sinkflug. Das zumindest schreiben zwei Wissenschaftler,
einer Brite, der andere Finne, in einem 2015 in der Zeitschrift
Intelligence veröffentlichten Artikel. In Frankreich ist nämlich
der durchschnittliche IQ im Laufe des ersten Jahrzehnts des
21. Jahrhunderts von 102 auf 98 gesunken. Vier Punkte, die wir
zwischen 1999 und 2009 verloren haben! Zum ersten Mal …
Man könnte natürlich auch die Methodik der Studie in Au-
genschein nehmen. Sie wurde mit 79 Personen im Alter von
dreißig bis 63 Jahren durchgeführt. Jetzt werden Sie sagen, dass
79 Probanden nicht gerade viele sind. Doch ich werde Ihnen
erwidern, dass das besser ist als gar nichts, denn ähnliche Rück-
gänge wurden auch in anderen Ländern verzeichnet: Deutsch-

land, Norwegen, Dänemark, Großbritannien, Niederlande, Australien, Schweden und Finnland befinden sich intelligenzmäßig nach diesen Berechnungen ebenfalls auf dem absteigenden Ast. Besonders bemerkenswert ist der Fall Finnland. In Finnland ist der Militärdienst Pflicht. Der IQ der etwa 25 000 Betroffenen wird seit 1998 alljährlich getestet. Finnland hat also eine erhebliche Datenmenge zusammengetragen, die sicher ausreichend ist, um daraus ernst zu nehmende Schlüsse zu ziehen. Und in Helsinki kam man bedauerlicherweise zu demselben Schluss wie in Frankreich: Der IQ sank (zwischen 1997 und 2009 um zwei Punkte, während er zwischen 1988 und 1997 um vier Punkte zugenommen hatte).

Die Gründe, warum unser Gehirn in seiner Leistung nachlässt (was sich auch auf das Wohlbefinden und die Gesundheit negativ auswirkt), mögen vielfältig sein. Einer jedenfalls wird von den Fachleuten immer wieder hervorgehoben: endokrine Disruptoren.

Hinter diesem Ausdruck verbergen sich eine Reihe von Substanzen, die dem menschlichen Körper fremd sind. Und wir nehmen sie täglich auf, sei es über unsere Nahrung (die voller Pestizide und künstlicher Zusatzstoffe ist) oder über unsere Umwelt (zum Beispiel über Lösungsmittel, Plastik oder die Brandschutzausstattung von Möbeln, vor allem von Sofas). Ihre Spezialität: Sie hängen sich an die Schilddrüse, deren Hormone die Bildung des Hippocampus oder der Kleinhirnrinde beeinflussen, die beide für unsere Intelligenz eine wichtige Rolle spielen. Erschwerend kommt noch hinzu, dass diese Fremdhormone auch auf ungeborene Kinder übergehen, was umso tragischer ist, als sich unsere sämtlichen Gewebearten bereits im Mutterleib entwickeln und damit unsere gesamte Zukunft beeinflussen.

Natürlich hat man nicht alle Faktoren des eigenen Lebens in der Hand, und die einschlägige Gesetzeslage war bis vor Kurzem noch mehr als dürftig. Daher wurde es möglich, dass in manchen Industriezweigen die chemische Verschmutzung enorm anwachsen konnte. Das Wohl der Wirtschaft geht halt manchen Leuten immer noch vor …

Aber Sie sind trotzdem nicht völlig machtlos. Sie können sich dafür entscheiden, derart belastete Produkte so weit wie möglich zu vermeiden und sich für den Umweltschutz einzusetzen, wenn Sie mögen. Machen Sie um Orte mit hoher Belastung einen möglichst großen Bogen. Praktizieren Sie einen gesunden Lebensstil und entwickeln Sie ein ebenso gesundes Misstrauen gegenüber Konservierungsstoffen, die in Kosmetika und in der Nahrung enthalten sind. Ich persönlich empfehle ohnehin immer, nach Möglichkeit biologisch-organische Ware zu kaufen.

Der IQ ist zwar ein interessanter Faktor, sagt aber keineswegs alles über unsere Persönlichkeit. Bestimmte Aspekte nämlich wie Kreativität oder geistige Offenheit fallen dabei unter den Tisch. Man verortet den IQ auf einer Skala von 0 bis 200. Dabei steigt er bis zum siebten Lebensjahr ständig an, um sich danach mehr oder weniger zu stabilisieren. Die Hälfte der Mitteleuropäer etwa hat einen IQ zwischen 90 und 110. Liegt er hingegen unter 80, hat der Betreffende mit geistigen Beeinträchtigungen zu kämpfen, zum Beispiel wird er Schwierigkeiten mit dem Lernen oder mit der Orientierung im Raum haben. Über 130 gilt der Mensch als hochbegabt, was allerdings nicht vor dem Scheitern schützt.

Der Schlaganfall

Die Symptome

Jahr für Jahr erleiden weltweit fünfzehn Millionen Menschen einen Schlaganfall. Ein Drittel stirbt daran, ein weiteres Drittel ist danach dauerhaft eingeschränkt, denn der plötzliche Ausfall der Blutversorgung (und damit das Fehlen von Sauerstoff) in bestimmten Teilen des Gehirns (das ist das Prinzip des Schlaganfalls) zerstört die Neuronen mit erschreckender Geschwindigkeit: etwa zwei Millionen pro Minute! Das erklärt, warum beim Schlaganfall schnelles Handeln so wichtig ist. Wenn die verstopfte Arterie im Gehirn innerhalb von drei Stunden wieder durchgängig gemacht wird, besteht eine Heilungschance von 90 Prozent. Danach wird es schwierig: Jede halbe Stunde mehr verringert die Chancen, den Schlaganfall unbeschadet zu überstehen. Hier die häufigsten Symptome. Wenn Sie diese bemerken, heißt es, sofort den Notarzt zu rufen oder sich ins nächstgelegene Krankenhaus bringen zu lassen:

- *Lähmung:* Mit einem Mal reagiert die Hälfte Ihres Körpers nicht mehr. Sie sind halbseitig gelähmt und können den Arm beziehungsweise das Bein weder heben noch bewegen.
- *Erstarren des Gesichts:* Dies stellt sich meist gleichzeitig mit der Lähmung ein. Der Mund fühlt sich irgendwie schief an, man kann kaum noch sprechen, verwechselt die Wörter und versteht nicht mehr, was die Leute sagen.
- *Schwindelanfälle:* Sie führen zu Gleichgewichtsstörungen und verhindern die Koordination der Bewegungen – ein bisschen so, als wären Sie betrunken.

- *Kopfschmerzen:* Sie sind ungewohnt stark und setzen unvermittelt ein.
- *Sehstörungen:* Man sieht doppelt. Manchmal kommt es zum Gesichtsfeldausfall, man sieht also einen Teil dessen nicht mehr, was vor einem liegt. Oder man sieht nur noch mit einem Auge.
- *Aphasie:* Sie bringen kein Wort mehr heraus.

Es kann passieren, dass eine Arterie verstopft ... und von selbst wieder frei wird. Toll! Man kommt mit dem Schrecken davon und vergisst das Ganze gleich wieder. Aber das ist ein Fehler. Das Geschehen nennt sich »transitorische ischämische Attacke« (TIA) und ist häufig Vorläufer eines »richtigen« Schlaganfalls. Daher sollten Sie bei allen Symptomen, die auf einen Schlaganfall deuten, unbedingt Ihren Arzt konsultieren, auch wenn sie wieder vergehen. Tatsächlich kann man hier sehr gut vorbeugen.

Die Umweltverschmutzung – ein »neuer« Risikofaktor für den Schlaganfall

Eine Studie der Technischen Universität Auckland, die so viele Daten gesammelt hat (sie lief über 23 Jahre in 188 Ländern), dass sie in der höchst renommierten Zeitschrift *The Lancet Neurology* veröffentlicht wurde, weist auf einen »neuen« Schlaganfall-Risikofaktor hin: die Luftverschmutzung. Sie richtet beträchtliche Schäden an, besonders in bestimmten Ländern Asiens und des subsaharischen Afrika. Es ist vor allem verschmutzte Luft in Innenräumen, die den Menschen dort zu schaffen macht. Sie verwenden häufig feste Brennstoffe zum Kochen und Heizen, ohne für einen entsprechenden Abzug der Abgase zu sorgen.

Zu den Hochrisikofaktoren, die wir bereits kennen – Bluthochdruck, Übergewicht, sitzender Lebensstil, Rauchen und schlechte Ernährung (wenig Obst und Gemüse, viel Zucker und Salz) –, kommt nun also auch die Luftverschmutzung. Diese Faktoren haben eines gemeinsam: Sie hängen von unserem Verhalten ab, was heißt, dass jeder von uns etwas tun kann, um sein Schlaganfallrisiko zu verringern. Eine der größten Gefahren ist in dieser Hinsicht die industriell aufbereitete Nahrung, die wir heute meist zu uns nehmen. Fertiggerichte zum Beispiel brauchen viel Zucker und Salz, um überhaupt nach etwas zu schmecken. Lassen Sie die Finger davon, vor allem, wenn Sie zwischen 21 und 34 Jahre alt sind. Denn in diesem Zeitraum ist die Wahrscheinlichkeit am höchsten, sich unausgewogen zu ernähren. Man fühlt sich schließlich jung und stark. Aber unser Körper und unser Gehirn haben auch ein Gedächtnis. Beim Gehirn gehört das ohnehin zur Job-Description …

Es kommt nicht immer gleich zum Super-GAU

Das Gute an unseren Neuronen ist, dass sie so solidarisch sind. Und so viele: Jedes Gehirn zählt um die hundert Milliarden Nervenzellen. Bei einem Schlaganfall wird zur Mobilmachung geblasen. Die intakten Neuronen (die in einer Gehirnregion sitzen, die vom Schlaganfall nicht betroffen ist) übernehmen die Aufgaben der geschädigten Neuronen. Und das Gehirn bildet mal wieder neue Verbindungen aus. Man nennt das auch »Neuroplastizität«. So können Kranke sich vollkommen erholen oder zumindest einen Teil ihrer Fähigkeiten zurückerlangen.

Wir wissen erst seit gut zwanzig Jahren, dass bestimmte Gehirnregionen bei Verletzungen für andere einspringen. Möglich wurde diese Entdeckung durch den technischen Fortschritt. So konnten die Forscher beobachten, wie das Gehirn von Schlaganfallpatienten auf die Bitte hin, dem Versuchsleiter die Hand zu schütteln, Regionen aktivierte, die normalerweise für diese Bewegung nicht zuständig sind. Solche Entdeckungen geben den Medizinern wie den Erkrankten gleichermaßen Hoffnung. Denn das Phänomen der Neuroplastizität lässt sich mit Medikamenten oder mit Magnetfeldern noch steigern, sodass sich das Gehirn besser »umorientieren« kann. Fehlt nur noch, dass wir irgendwann Neuronen transplantieren. Doch im Augenblick sind wir davon noch weit entfernt.

Es ist weithin bekannt, dass nach den gängigen Kriterien wohlklingende Musik entspannen, die Stimmung heben und uns sogar tief berühren kann. Doch die Neurowissenschaft entdeckt stets neue Vorzüge am harmonischen Klang. So hat Musik zum Beispiel eine stark förderliche Wirkung auf Patienten, bei denen nach einem Schlaganfall Probleme mit dem Sprechen auftreten. Menschen, denen man eine bekannte Melodie vorspielt, trällern diese häufig unwillkürlich nach. Das macht man sich zunutze, denn auf dem Weg zurück zur Sprache hilft auch der Gesang, schließlich kann man ja Wörter oder Sätze singen, die man noch nicht richtig auszusprechen vermag. So setzen heute viele Therapeuten Musik zur Behandlung von Schlaganfallpatienten ein, was nur logisch ist, denn die Musik war vor der Sprache auf

der Welt. Zumindest lässt dies der Fund einer Knochenflöte vermuten, die wohl gut 40 000 Jahre alt ist, während man den
ersten Gebrauch der Sprache auf etwa 5000 Jahre später da-
tiert.

Zehn Tipps zur Vorbeugung gegen Schlaganfälle

1. Auf die Ernährung achten

Habe ich eigentlich schon erwähnt, wie wichtig eine ausgewo-
gene, gesunde Ernährung ist, die sich nichts verbietet, aber jedes Übermaß meidet? Nun, dann sage ich es eben nochmals,
denn eine solche Ernährungsweise senkt das Schlaganfallrisiko. Butter, Wurst, Süßigkeiten, Salz und die Frühstückscereali-
en in den hübschen, bunten Schachteln sind ebenso anspre-
chend wie schädlich. Hin und wieder dürfen Sie trotzdem
schwach werden. Aber nur hin und wieder. Füllen Sie sich das
Bäuchlein lieber regelmäßig mit Obst und Gemüse.

2. Weg mit den Zigaretten

Je mehr Sie rauchen, desto höher steigt das Risiko für einen
Schlaganfall. So einfach ist das! Der Rest ist allein Ihre
Sache.

3. Trinken Sie nicht so viel

Wie der Tabak lässt auch der Alkohol das Schlaganfallrisiko ansteigen. Nichts gegen ein Gläschen Wein, speziell vom roten. Aber übermäßiger Konsum, Hochprozentiges und das grauenhafte Komasaufen sind bekannte Hochrisikofaktoren.

4. Kontrollieren Sie regelmäßig Ihren Blutdruck

Zu hoher Blutdruck (Hypertonie) ist ein großer Risikofaktor für Schlaganfälle. Lassen Sie Ihren Blutdruck regelmäßig kontrollieren? Wenn ja, kann ich Ihnen nur gratulieren. Wenn nicht, sollte Ihnen bewusst sein, dass Sie damit auf eine der wichtigsten Vorbeugemaßnahmen gegen eine derartige Katastrophe verzichten. Sich vom Arzt den Blutdruck messen und medikamentös einstellen zu lassen bringt keinen um. Ganz im Gegenteil: Es rettet mitunter Leben. Arterieller Bluthochdruck macht sich gewöhnlich nicht negativ bemerkbar, doch er richtet seit Jahrzehnten enorme Schäden an. Deswegen muss man ihn messen. Vorbeugen ist lebenswichtig! Vor allem, da es heute wirklich sehr gut wirksame Medikamente gibt, um den Blutdruck zu senken.

5. Treiben Sie Sport

Und noch einmal: Trägheit kommt uns teuer zu stehen … Ein bisschen Bewegung ist nicht nur gut fürs Herz, sondern beugt ebenso Schlaganfällen vor. Sie brauchen geschwindigkeitsmäßig nicht mit Usain Bolt mitzuhalten. Seien Sie zufrieden, wenn

Sie wenigstens dreißig Minuten täglich zu Fuß gehen. Das trägt bereits merklich zur Vorbeugung bei.

6. Lassen Sie sich piksen

Einmal im Jahr sollten Sie sich Blut abnehmen lassen. Der Arzt kann Ihnen anhand der Werte sagen, wie gesund Ihr Herz-Kreislauf-System ist. Denn wenn dieses leidet, kommt es häufig auch zum Schlaganfall. Und Blutwerte sind so aussagekräftig, dass sie uns schon zu einem gesünderen Lebensstil bewegen können.

7. Informieren Sie sich über Ihre Medikamente

Medikamente sind dazu da, Ihnen zu helfen und Sie zu heilen. Doch in bestimmten Fällen können sie auch schaden, in anderen führen sie sogar zur Katastrophe. Das gilt vor allem für jene Medikamente, die man Frauen zur Hormonersatzbehandlung in der Menopause verschreibt. Betroffen sind im Besonderen Patientinnen mit Herzinsuffizienz oder familiärer Vorbelastung durch Infarkte oder Schlaganfälle. Bitte sprechen Sie darüber mit Ihrem Hausarzt.

8. Vermeiden Sie unnötigen Stress

Vom Stress haben wir in diesem Buch ja schon so einiges gehört. Er ist ein ernstzunehmender Risikofaktor. Alles, was Stress vermindert, ist daher gut für Ihr Gehirn. In harten Zeiten können Sie ihn mit ein bisschen Zucker reduzieren: Schokolade oder Bonbons, im Ausnahmefall auch eine Limonade. Aber das sollte eben nicht zur Regel werden. Sonst tauschen Sie den Stress gegen einen ausgewachsenen Diabetes ein – ein weiterer Risikofaktor für Schlaganfälle.

9. Bleiben Sie optimistisch

Extreme Schwarzseherei stellt ebenfalls ein Schlaganfallrisiko dar. Wie wäre es denn, das berühmte Glas mal als halb voll zu betrachten statt als halb leer? Und wenn Sie bei jeder Kleinigkeit kopfscheu werden, dann sollten Sie bedenken, dass eine Gefahr noch nie durch Angst gebannt wurde. Ein einfacher Ratschlag: Gehen Sie den Unheilspropheten unter Ihren Mitmenschen tunlichst aus dem Weg.

10. Achten Sie auf Kopfschmerzen

Wenn Sie unter Migräne leiden, dann kann das die sogenannte »Augen-« oder »ophthalmische Migräne« sein, bei der es beidseitig zu Sehstörungen kommt. Diese Form der Migräne sollte Sie schleunigst zum Arzt führen, denn sie gehört zu den Risikofaktoren für Schlaganfälle. Wenn Sie von Lähmungs- oder anderen visuellen Ausfallerscheinungen (Flimmern vor den Augen) begleitet ist, sollten Sie sich untersuchen lassen. In den meisten Fällen jedoch stellt sich die Augenmigräne als harmlos heraus.

»Le travail, c'est la santé. Ne rien faire, c'est la conserver«, sang der französische Chansonnier Henri Salvador: »Arbeit macht gesund! Aber Nichtstun macht erst gar nicht krank.« Ja, das mag schon stimmen, aber es gibt zahlreiche Abstufungen zwischen »faul herumhängen« und »sich für den Job aufreiben«. Mit dem Spektrum dazwischen haben sich britische Wissenschaftler befasst. Ihre Forschungen zeigen, dass das Risiko für Schlaganfälle mit der Dauer der Arbeitszeit steigt: plus 10 Prozent bei 41 bis 48 Stunden Wochenarbeitszeit, plus 27 Prozent bei 49 bis 54 Stunden Wochenarbeit. Wenn das die Gewerkschaft wüsste!

Diese Untersuchung ist auch deshalb so interessant, weil sie an über 600 000 Personen aus Europa, Australien und den USA durchgeführt wurde und über einen Zeitraum von acht Jahren lief.

Sie wissen also, was Sie zu tun haben: Arbeiten Sie möglichst in einem Beruf, der die Selbstverwirklichung fördert und Sie intellektuell stimuliert. Und nach Feierabend sollten Sie die Füße auch mal hochlegen können.

Gefährliche Knutschflecken

Der Schlaganfall – ein Liebesleiden? In einem Fall zumindest war das so! Bei einem siebzehnjährigen Mexikaner, der sich von seiner Freundin einen Knutschfleck anhängen ließ. Der sollte ihn das Leben kosten. Sie wissen noch, wie Knutschflecken entstehen? Sie sind das sichtbare Ergebnis eines Saugkusses. Die Lippen zutzeln so lange am Hals des »Opfers«, bis sich ein lila-blassblauer Fleck bildet. Das Markenzeichen von Jugendlieben, wie ein Brandzeichen direkt auf der Haut. Danach kann man nur noch einen Schal umlegen. Julio Macias Gonzalez, der tragische Held dieser Geschichte, aß nach jener heftigen Poussiererei abends ganz normal mit seinen Eltern in einem Restaurant, als er plötzlich in wilde Zuckungen verfiel. Die Familie rief sofort den Notarzt, doch der konnte nur noch den Tod feststellen. Die Blicke wandten sich dem Mädchen zu, das in Tränen aufgelöst war. Ja, sie hätten den Nachmittag zusammen verbracht. Und ja, der Knutschfleck stamme von ihr.

Die Ärzte mussten den Eltern daraufhin erklären, die junge Dame habe wohl so leidenschaftlich gesaugt, dass die Wand der unter dem Knutschfleck liegenden Arterie verletzt worden war. Im Gefolge dieser Verletzung bildete sich ein Gerinnsel, löste sich ab und wanderte mit dem Blutstrom ins Gehirn, wo es eine andere, engere Arterie verstopfte.

Parkinson

Die Symptome

Parkinson spielt sich im Mittelhirn ab, an der Basis unseres Gehirns also, dort, wo die Wirbelsäule in den Schädel mündet. Im Mittelhirn gibt es einen kleinen Bereich, der Dopamin produziert, das wir brauchen, um unsere Körperbewegungen zu kontrollieren. Ich vereinfache jetzt stark … Wenn dieser Bereich erkrankt, kann sich Parkinson einstellen.

Wie bei der Alzheimer-Erkrankung zeigen die Symptome sich erst nach Jahren. Die Hauptsymptome sind die extreme Verlangsamung der Bewegungen, Muskelstarre und das Zittern in Ruhestellung. Wenn zwei dieser Symptome gegeben sind, reicht dies aus, um die Parkinson-Diagnose zu treffen. Gewöhnlich befällt die Krankheit Menschen über sechzig (in Deutschland geht man davon aus, dass etwa ein Prozent der über Sechzigjährigen betroffen ist). Sie schreitet langsam voran bis zum völligen Verfall.

1. Langsamkeit

Der Kranke hat Schwierigkeiten, komplexe Bewegungen in Gang zu setzen, Bewegungen also, bei denen er mehrere Gliedmaßen koordinieren muss, zum Beispiel beim Schreiben. Oder beim Gehen, denn wenn wir einen Fuß vor den anderen setzen, müssen wir unsere Bewegung mit den Armen ausbalancieren. Der Kranke klagt über Müdigkeit und über Blockaden.

2. Muskelstarre

Der Parkinson-Kranke geht meist vornübergebeugt und mit hängendem Kopf, was die Muskulatur extrem belastet. Den Tribut zahlen die Wirbelsäule und die Gelenke des Nackens, der Schulter und der Hüften.

3. Zittern (Tremor)

Der Kranke zittert in Ruhelage ohne offensichtlichen Grund. Das hört mitunter auf, wenn er sich bewegt. Obwohl viele es glauben, ist der Tremor aber nicht das wesentliche Symptom bei der Parkinson-Erkrankung.

Parkinson ist unheilbar, aber die Intensität der Symptome lässt sich deutlich mildern. Man nennt dies »Dopatherapie«. Um sie einleiten zu können, muss der Betroffene seine Erkrankung akzeptiert haben, denn nur so lässt er sich dazu bewegen, seinen Lebensstil zu verändern. Dazu braucht es eine gewisse Charakterstärke, da die Ursachen der Krankheit unbekannt sind. Die Wissenschaft geht davon aus, dass Stress, ein Schock, ein körperliches Trauma, die Umwelt und in seltenen Fällen auch die Gene dafür verantwortlich sein können. Doch mit der Wissenschaft ist es wie mit Scotland Yard: Man lässt einfach nicht locker, und daher ist die Chance gegeben, dass sich der Verlauf der Krankheit eines Tages verzögern oder sich das Auftreten vielleicht ganz verhindern lässt.

Der Fall Muhammad Ali und andere

Der Tod Muhammad Alis 2016 hat Diskussionen ausgelöst, speziell zum Thema Leistungssport und mögliche Zusammenhänge mit Parkinson. Was den nach eigener Aussage größten Boxer der Welt angeht (womit er meines Erachtens nicht unrecht hatte), sollte man sich vor zu schnellen Urteilen hüten, doch tatsächlich könnte es sein, dass seine 61 Kämpfe zum außerordentlich frühen Ausbruch der Erkrankung (im Alter von nur 42 Jahren) führten. Denn er hat ja schon einiges einstecken müssen, vor allem Schläge auf den Kopf.

Ali hatte eine ganz eigene Form des Trainings: Der Größte hatte Spaß daran, im Training die Deckung fallenzulassen, sodass sein Sparringspartner ihm ständig Schläge auf den Kopf versetzte. Damit wollte Ali beweisen, dass er tatsächlich der Stärkste, der Größte, der Kräftigste war ... diesbezüglich aber vielleicht nicht unbedingt der Intelligenteste.

Zu seinen Gunsten muss man sagen, dass zu der damaligen Zeit noch nicht bekannt war, was solche Schläge auslösen können. Der international bekannte Neurologe Jean-François Chermann hat sich mit dem Thema beschäftigt. Seinen Aussagen zufolge entwickeln gut 30 Prozent der Boxer nach Karriereende neurologische Schäden. Und das betrifft nicht nur die Spitzenboxer. Bei den Amateuren, wo es häufiger zum K. o. kommt und die ärztliche Nachsorge meist nicht so streng gehandhabt wird, ist das Risiko sogar noch höher. Auch weil die Sportler weniger abgehärtet sind und die Deckung mehr vernachlässigen als ihre Profikollegen.

Woher aber kommen die auch »Boxer-Demenz« (»Dementia pugilistica«) genannten chronischen Schäden?

Offensichtlich verändern die ständigen Schläge gegen den Kopf unsere Nervenzellen so, dass sie nicht mehr richtig funktionieren können. Boxer erleiden permanent leichte Gehirnerschütterungen, was nicht selten auch zum Tod führt. Jedes Jahr werden einige Dutzend Boxer Opfer des »Second-Impact-Syndroms«, bei dem das Gehirn stark anschwillt, weil der Betroffene eine neue Gehirnerschütterung erleidet, noch bevor die letzte vollkommen abgeheilt ist.

Auch wenn der Fall Muhammad Ali die Gemüter erregte, so sollte man doch nicht übersehen, dass es das Problem ebenso in anderen Sportarten gibt: Fußball, Football, Rugby, Eishockey, Skisport, Gymnastik, Judo, Reiten und selbst Handball. Natürlich verlaufen die Erschütterungen dort meist glimpflicher, aber auch da steht ordentlich Muskelkraft dahinter. Außerdem schreitet der Schiedsrichter oft erst nach einem Zusammenprall ein, wenn das Trauma sich nicht mehr vermeiden lässt.

In den USA nimmt man dieses Risiko sehr ernst, vor allem beim Eishockey und im Football. In Europa machen sich darüber vor allem die Rugby-Vereine Gedanken, denn die Beweise mehren sich, dass diese Sportart mit ihren wiederholten Zusammenstößen das Risiko erhöht, an Parkinson zu erkranken (oder an Demenz beziehungsweise anderen krankhaften Veränderungen des Gehirns). In England hat die Rugby Federation eine wissenschaftliche Studie zum Thema »Langzeit-Gehirnschäden bei Rugby-Spielern« in Auftrag gegeben. Zu diesem Zweck untersucht und befragt man gerade etwa 200 Spieler über fünfzig. In Frankreich wird die Rugby-Mannschaft seit 2013 regelmäßig neurologisch untersucht.

Es lebe das Rugby? Sicher, aber … Die französische Rugby Federation hat eine wissenschaftliche Untersuchung veröffentlicht, bei der 239 Spieler zwischen 45 und 63 Jahren untersucht wurden, die nicht mehr aktiv sind. Ihr Gesundheitszustand wurde mit dem von 138 anderen Leistungssportlern verglichen, die ebenfalls im Ruhestand waren. Am Ergebnis gibt es nichts zu deuteln: Man hat bei den »Freunden des Eises« mehr depressive Verstimmungen und Hirnschäden festgestellt als bei ihren Kameraden aus Nicht-Kontakt-Sportarten.

Höhere Bildung und Gehirntumoren

Natürlich soll Sie das nicht vom Sport abhalten. So wie das, was jetzt gleich folgen wird, Sie nicht daran hindern darf, sich weiterzubilden. Doch aus Schweden kommen diesbezüglich interessante Nachrichten. Dort wurden Daten von mehr als vier Millionen Personen über fünfzig ausgewertet, deren Entwicklung man über zwei Jahrzehnte hinweg verfolgt hatte. Ziel und Zweck der Übung: Man wollte überprüfen, ob sie gutartige oder bösartige Gehirntumoren entwickelten. Zum großen Erstaunen der Forscher stellte sich heraus, dass ein hohes Bildungsniveau tatsächlich mit einem höheren Risiko für die Ausbildung von Gehirntumoren zusammenfallen könnte! »Könnte«, denn die Studie sieht keinen Ursache-Wirkung-Zusammenhang zwischen dem Auftreten von Gehirntumoren und einer höheren Schulbildung.

Einen Erklärungsversuch allerdings unternahmen die Forscher: Ihrer Ansicht nach ließen sich Menschen mit höherem Bildungsniveau eher ärztlich untersuchen. So ganz klappt das aber nicht mit der Erklärung, denn gerade in Schweden, wo die Untersuchung durchgeführt wurde, ist die ärztliche Versorgung für Menschen ohne Einkommen kostenlos. Also? Nichts also. Ein ungelöstes Rätsel.

Meiner Ansicht nach sollte man die Studie fortsetzen, obwohl sie schon im britischen *Journal of Epidemiology and Community Health* veröffentlicht wurde. Und bis es so weit ist, sollten Sie Ihre Studien weiterführen. Denn so groß war hier der Unterschied zwischen Menschen mit höherer und niederer Schulbildung dann auch wieder nicht.

Was Gehirntumoren angeht, ist das Leitsymptom übrigens der Dauerkopfschmerz, der sich mit den üblichen Medikamenten wie Paracetamol oder Aspirin nicht beherrschen lässt. Er entsteht durch den Überdruck im Schädel, weil der Tumor Platz braucht und Wasseransammlungen verursacht. Und die Schädelknochen sind nun mal sehr stabil. Dies heißt nun nicht, dass Sie sich über jedes bisschen Kopfweh Sorgen machen müssten. Wenn Sie dazu noch unter Übelkeit und Erbrechen leiden und der Schmerz jeden Tag stärker wird, vielleicht noch begleitet von Schwindelgefühlen, motorischen Störungen und Gedächtnisverlust, sollten Sie aber reagieren!

Depressionen

Die Depression kann jeden treffen

In Frankreich sind Depressionen (ebenso wie in Deutschland) die häufigste Selbstmordursache, daher sollte man sie besser überwachen, denn 70 Prozent derer, die einen Selbstmordversuch unternehmen, waren nicht als depressiv bekannt. Ihre Hauptsymptome sind Traurigkeit, Verlust an Interesse und Freude, Gefühle von Wertlosigkeit, ständige Beschäftigung mit dem Tod, psychomotorische Verlangsamung, Müdigkeit, Appetitmangel, Schlafstörungen, Konzentrationsprobleme und Aufmerksamkeitsstörungen. Eine leichte Depression wird meist erst dann diagnostiziert, wenn der Patient mindestens fünf dieser Symptome zeigt, und dies täglich mindestens zwei Wochen lang. Bei mehr als acht Symptomen spricht man von einer schweren Depression.

Leider kann sich niemand davor sicher fühlen. Denn obwohl die Depression vorzugsweise die Benachteiligten trifft, sind auch die Berühmtheiten nicht dagegen gefeit, die scheinbar »alles haben, was glücklich macht«. Gerade jene Menschen, die die Krankheit besonders eindringlich schildern, sind dafür be-

sonders anfällig. So fielen ihr zum Beispiel die Sängerin Dalida
zum Opfer, der Dichter Gérard de Nerval, aber auch der Delfin-
schwimmer Jacques Mayol … Und damit ist die Liste der Betroffenen keineswegs erschöpft. Auch die Schauspielerin Char-
lotte Rampling spricht von einer Leere, der man sich stellen
muss, »einer abstrakten, unbekannten Welt, die eine archaische
Furcht auslöst, als würde man alle Ängste seiner Vorfahren mit
sich tragen«. Der Sänger Michel Delpech beschrieb die Depression als »innere Klinge«, die einen destabilisiere und Panik aus-
löse. Der Liedermacher Renaud Séchan meinte, er habe sich
buchstäblich als »Wrack« gefühlt. Der ehemalige Rugbyspieler
Christophe Dominici erzählte von 24 Nächten in Folge, die er
ohne Schlaf verbrachte. Eine der eindringlichsten Beschreibun-
gen aber liefert uns der Philosoph Clément Rosset, der neun
Jahre lang unter Depressionen litt: »Der depressive Zustand hat
etwas von den ewigen Mühen des Sisyphus (weil man jeden
Morgen wieder anfängt, dagegen anzukämpfen) und den Qua-
len des Tantalus (weil man nur noch Lust hat, sich hinzulegen,
aber wenn man es tut, wird es immer noch schlimmer).« Auch
William Styron, der Autor von *Sophies Entscheidung*, verfiel
der Depression, als er mit über sechzig auf dem Gipfel seiner
Karriere stand. Der starke Trinker hatte sich den Alkohol abzu-
gewöhnen versucht und wurde damit nicht fertig: »Die Balken
im Speicher (und draußen der eine oder andere Ahorn) sagten
mir nur noch: ›Aufhängen, aufhängen!‹ Die Garage flüsterte:
›Kohlenmonoxid, Kohlenmonoxid.‹ Das Waschbecken im Badezimmer raunte etwas von strömendem Blut. Und die Küchen-
messer in der Schublade hatten in meinen Augen nur einen einzigen Zweck …«

In einigen Fällen ist besondere Wachsamkeit geboten

Leider gibt es keine Altersgruppe, die vor einer Depression von vornherein sicher wäre. Andererseits scheinen gewisse altersmäßige Risikogruppen zu existieren. Darauf sollte man vorbereitet sein. Für sich, aber auch für seine Lieben und Freunde. Sagen wir es mal so: Es gibt im Leben einfach Zeiten, in denen mehr und höhere Klippen zu umschiffen sind als gewöhnlich.

1. Während des Heranwachsens

Wer als Vater oder Mutter noch nie ratlos vor einem wütenden, reizbaren Jugendlichen stand, hebe jetzt die Hand! Ja, das dachte ich mir … Die Anzahl hält sich sehr in Grenzen. Und das hat seinen Grund. Während der Pubertät sind Jugendliche Veränderungen ausgesetzt, die sie – gelinde gesagt – ein bisschen reizbar machen. Man nennt dies »Adoleszenzkrise«. Wenn diese Symptome sich verstärken, wenn dazu Schlafstörungen und Niedergeschlagenheit kommen, wenn die Noten in den Keller gehen und das Kind gelegentlich von Selbstmord spricht, dann handelt es sich um eine Depression. Diese stellt sich umso schneller ein, als das Teenageralter eine Zeit ist, in der die Eltern zwar einen Logenplatz haben, aber trotzdem nichts bemerken, eben weil der Umgang mit ihrem Kind gerade so schwierig ist. Daher sollte man in dieser Phase besonders auf eventuelle Zeichen von Depression achten und im Zweifelsfall lieber mit einem Arzt sprechen.

2. Während der Schwangerschaft

Man kennt den Babyblues oder die Wochenbettdepression, eine Stimmungskrise, die sich häufig nach der Entbindung (postpartal beziehungsweise -natal) einstellt. Die pränatale Depression, also die Depression vor der Geburt, ist hingegen weniger bekannt. Sie wartet erst gar nicht, bis das Kind auf der Welt ist, sondern packt die Mutter schon vorher, weil sie nicht sicher ist, ob sie den Anforderungen des Lebens mit einem Kind gewachsen ist. Normalerweise passiert dies in den letzten drei Monaten der Schwangerschaft. Die Schwangere wird zunehmend reizbar, ängstlich und nervös. Sie hat das Gefühl, überfordert zu sein, obwohl sie noch gar nicht mit Windeln und Fläschchen jonglieren muss …

Diese Art der Depression trifft eine von sieben Schwangeren und sollte sofort therapeutisch behandelt werden (Medikamente, Gesprächsgruppe) – zum Wohl der Mutter, aber auch des Kindes. Denn eine depressive Mutter zu haben ist kein allzu guter Start in das große Abenteuer Leben.

3. Bei Krankheiten

Gesundheitliche Probleme haben eine Eigenheit: Sie treten meist im Verbund auf. Nehmen wir eine schwere Krankheit wie Krebs. Sie führt unweigerlich zu körperlichen Beschwerden, aber natürlich leidet darunter auch die Seele. Leider wird diese Seite der Krankheiten häufig übersehen. Gerade schwere Krankheiten ziehen oft Depressionen nach sich, die aus ebendiesem Grund unbehandelt bleiben. Vielleicht, weil man davon ausgeht, dass das zur Krankheit einfach dazugehört. Möglicherweise hält man sie auch für eine Nebenwirkung der Medikamente. Oder man glaubt, man könne nicht guter Stimmung sein, weil man ja krank sei. Doch die Hoffnung ist ein wichtiges Heilmittel. Daher sollten Depressionen im Krankheitsfall unbedingt behandelt werden. Auch weil der Kranke dann eher in der Lage ist, sich der nötigen Behandlung zu unterziehen.

4. Im Ruhestand

Es gibt Leute, die kämpfen leidenschaftlich darum, so bald wie möglich in die Rente beziehungsweise Pension gehen zu dürfen. Andere fürchten den Ruhestand als eine Periode der Nutzlosigkeit, Einsamkeit und gesundheitlichen Einschränkungen. Auf jeden Fall hat man mit fortschreitenden körperlichen Problemen zu kämpfen. Wenn man als Arzt jedoch nachhakt, um herauszufinden, ob sich hier vielleicht eine Depression anbahnt, hört man von dem Senior meist, es gehe ihm glänzend, man solle ihn doch bitte schön in Ruhe lassen.

Die meisten älteren Menschen leugnen, so etwas wie eine Depression zu haben. Doch die Statistik sagt uns etwas anderes: In Frankreich ist fast jeder dritte Selbstmörder ein Ruheständler. In Deutschland sind die Zahlen nicht besser: Die Anzahl der Selbstmorde steigt ab 55 stetig an, bei Männern wie bei Frauen. Erst bei den über 85-Jährigen sinkt sie allmählich wieder. Daher ist es so wichtig, bei älteren Menschen auf Anzeichen von Depression zu achten: Angst, chronische Müdigkeit, Niedergeschlagenheit, Unfähigkeit, mit Schmerzen fertigzuwerden, Konzentrationsstörungen … Alles lässt sich behandeln, entweder durch Gesprächstherapie oder durch Antidepressiva, die heute vielfältige Möglichkeiten bieten.

Wie viel Zeit bringen Sie jeden Tag damit zu, sich Sorgen zu machen? Keine Ahnung? Macht nichts. Das britische Meinungsforschungsinstitut Rescue Remedy hat dazu eine Umfrage durchgeführt: Durchschnittlich bringt der Mensch eine Stunde und fünfzig Minuten damit zu, sich zu sorgen. Das sind 110 Minuten, in denen wir uns mit solchen Gedanken herumschlagen. Das Institut sagt nichts dazu, wie sinnvoll diese Haltung ist, aber die Schlussfolgerung liegt nahe: Im Laufe eines Lebens sind dies quasi fünf vertane Jahre! Ergo: Machen Sie sich nicht so viele Sorgen, außer natürlich, wenn es einen begründeten Anlass gibt.

Epilepsie

Es fließt Strom im Gehirn

Unser Gehirn ist eine elektrische Schaltzentrale. Die Neuronen empfangen Informationen nämlich als elektrische Signale und geben ihre Reaktion darauf als elektrisches Signal weiter. Manchmal aber kommt es zum Kurzschluss. Dann überschreitet die Erregbarkeit der Neuronen eine gewisse Schwelle. Sie schalten sich mit Hunderttausenden anderer Neuronen kurz, und die elektrische Aktivität schießt über. Das nennt man dann einen »epileptischen Anfall«.

Jeder Betroffene hat dafür seine ganz persönliche Schwelle, oberhalb derer es zu Anfällen kommt. Diese Schwelle wird von den Genen mitbestimmt, aber auch von zahllosen anderen Faktoren, denen die Wissenschaft erst allmählich auf die Spur kommt. Wenn sich diese unerwartete und vorübergehende Deregulation der elektrischen Aktivität im Gehirn innerhalb von 24 Stunden wiederholt, geht man davon aus, dass der Betroffene an Epilepsie erkrankt ist.

Um die Erschütterung, die von solch einem Anfall ausgehen kann, richtig einzuschätzen, muss man so etwas erst einmal mit eigenen Augen gesehen haben: Der Körper zittert oder wird steif – oder beides. Der Betroffene hört nicht mehr richtig, hat Halluzinationen oder Ängste und erleidet nicht selten auch einen Bewusstseinsverlust. Manchmal ist die Halluzination »gustativ« (er hat plötzlich einen schlechten Geschmack auf der Zunge) oder »olfaktiv« (er glaubt, unangenehme Gerüche zu erkennen).

Jede Gehirnregion, in der es zum Kurzschluss kommt, produziert ihre eigene Symptomatik. Wenn die Überlastung im motorischen Kortex stattfindet, wird der Körper steif. Ist sie auf den visuellen Kortex beschränkt, kommt es zu Halluzinationen, die das Auge wahrnimmt.

Was die Epilepsie angeht, macht die Wissenschaft nur minimale Fortschritte. Gab es früher höchstens eine Handvoll Medikamente gegen die Epilepsie, die schwere Nebenwirkungen hervorriefen, können wir jetzt auf gut zwanzig solcher Arzneimittel zählen, die der Organismus besser aufnimmt. Das ist zwar eine gewisse Optimierung, aber immer noch nicht gut genug. Denn die Zeit drängt. Man geht davon aus, dass in Frankreich (wie auch in Deutschland) gut 500 000 Menschen von Epilepsie betroffen sind. 50 Prozent davon sind Kinder, deren Sterblichkeit gegenüber Nichtbetroffenen dann um das Drei- bis Fünffache erhöht ist.

Spielen Sie nicht mit dem Feuer

Die Ursachen der Epilepsie sind vielfältig: genetische Veranlagung, eine Fehlentwicklung im Gehirn, Schlaganfall, ein Schädel-Hirn-Trauma, Gehirntumoren und Gehirnhautentzündung. Aber der epileptische Anfall kann auch auf Nebenwirkungen von Arzneimitteln zurückgehen. Gerade Medikamente zur Blutverdünnung sind hier verdächtig. Als ob das nicht schon genug wäre, kommen dazu noch Risikofaktoren, die wir durch unser Verhalten auslösen:

- *Kokain-Abusus:* Im Ernst jetzt? Muss ich die Gefahren des Kokains hier wirklich aufzählen? Drogenmissbrauch ist grundsätzlich schädlich. Wenn Kokain »nur« gelegentlich epileptische Anfälle auslöste, wäre das ja noch nicht mal sein größtes Übel ...
- *Schlafmangel:* Wenn Sie ausreichend und tiefen Schlaf bekommen, ist alles bestens. Allmählich beschleicht mich das Gefühl, ich muss mich ständig wiederholen, aber: Guter Schlaf heilt viele »Wunden«.
- *Stress und starke emotionale Belastungen:* Versuchen Sie, beides nach Möglichkeit zu vermeiden, denn es wirkt sich auch allgemein negativ auf Ihre Gesundheit aus.
- *Übermäßiger Alkoholkonsum:* Ja, es ist tatsächlich so, zu viel Alkohol hat auf fast alle gesundheitsrelevanten Bereiche eine höchst schädliche Auswirkung – sogar wenn man wieder »trocken« werden will! Falls Sie also gerade eine sogenannte »Entgiftung« durchführen, befolgen Sie genauestens die Anleitungen Ihres Arztes. Denn ein nicht korrekt durchgeführter Alkoholentzug kann zu epileptischen Anfällen führen.

- *Übermäßige Benutzung von Videospielen:* Bei Videospielen sind es das Flackern des Bildschirms und der häufige Wechsel der Lichter, die zu epileptischen Anfällen führen können. Und das kann auch auf Lichtreklamen beziehungsweise das Fernsehen zutreffen. Das von solchen Geräten ausgesandte Licht kann zu übermäßiger Stimulation des Gehirns führen. Fünf Prozent aller epileptischen Anfälle gehen auf dieses Phänomen zurück.

- *Nachlässigkeit bei der Einnahme der Medikamente:* Wenn Sie bereits zu den Betroffenen gehören, sollten Sie darauf achten, regelmäßig Ihre Medikamente zu nehmen. Ansonsten droht Ihnen schnell der nächste Anfall.

Epilepsie ist nicht gleich Epilepsie

Man teilt epileptische Anfälle in zwei Gruppen ein: fokale und generalisierte Anfälle. Fokale (herdförmige) Anfälle sind dabei auf eine bestimmte Gehirnregion begrenzt, während beim generalisierten Anfall die gesamte Hirnrinde (Kortex) betroffen ist. Bei einem fokalen Anfall bleibt meist das Bewusstsein erhalten. Der Betroffene leidet unter unkontrollierten Muskelbewegungen, die begrenzt sein können und zum Beispiel nur am Arm oder auf einer Körperhälfte auftreten. Er hat Halluzinationen, etwa Ameisenlaufen im betroffenen Körperteil. Meist gestikuliert er wild.

Ein generalisierter Anfall verläuft gewöhnlich in den folgenden drei Etappen:

1. *Tonische Phase:* Sie dauert ungefähr zwei Minuten, während derer sich die Muskeln total anspannen (vom grie-

chischen *tónos* [»die Anspannung«]). Dabei beißt sich der Betroffene mitunter auch auf die Zunge.

2. *Klonische Phase:* Sie dauert etwa zwanzig Sekunden. Dabei kann es zum Atemstillstand kommen, die Muskelkontraktion verstärkt sich (vom griechischen *klónos* [»heftige, verworrene Bewegung«]).

3. *Die Endphase:* Der Sturm zieht ab. Man beobachtet eine Lockerung der Muskulatur. Manchmal hat der Patient Urin verloren. Danach schläft er, schnarcht kurz und wacht dann auf. Und wenn Sie ihm nun erzählen, was passiert ist, sagt er: »Was? Ich? Wann? Du spinnst ja.« Er erinnert sich also an nichts.

Ob der Anfall nun fokal oder generalisiert ist, das Umfeld muss auf jeden Fall darauf reagieren. Achten Sie besonders auf folgende Punkte:

- Bringen Sie den Patienten in die stabile Seitenlage, die Sie in jedem Erste-Hilfe-Kurs erlernen können.
- Achten Sie darauf, dass rund um den Patienten genug Platz vorhanden ist.
- Schützen Sie den Kopf, nach Möglichkeit mit einem Kissen, aber ein zusammengefalteter Pullover geht auch.
- Lockern Sie seine Kleidung, vor allem um Hals und Taille (Ketten, Schals, Gürtel und so weiter).
- Rufen Sie im Zweifelsfall den Notarzt, auf jeden Fall aber, wenn der Anfall länger als fünf Minuten andauert oder der Patient länger als zehn Minuten bewusstlos ist. Die Notrufnummer ist die 112.

Was Sie keinesfalls tun sollten:

- den Patienten bewegen (außer natürlich, er geriete anderenfalls in Gefahr, zum Beispiel weil er nah an einer Wand liegt, spitze Gegenstände herumliegen oder andere Dinge, an denen er sich verletzen könnte),
- die Krämpfe wie auch immer zu verhindern versuchen und
- dem Patienten zu trinken geben oder ihm sonst irgendetwas in den Mund stecken.

Man bezeichnet es als »ketogene Diät«, und es handelt sich dabei um eine ausgesprochen fettlastige Ernährungsweise. Die Kalorienzufuhr soll dabei zu über 90 Prozent mit Fetten gedeckt werden. Allein diese Empfehlung würde die Ernährungswissenschaftler aller Zeiten dazu bringen, sich im Grabe umzudrehen. Dennoch kommt es vor, dass Ärzte sie ihren Epilepsiepatienten empfehlen, wenn die erhältlichen Medikamente nicht anschlagen. Und die ketogene Diät zeigt tatsächlich Wirkung: Sie kann die Anfallshäufigkeit ganz erheblich verringern. Doch sie sollte nur unter ärztlicher Aufsicht durchgeführt werden, denn das Blutbild muss regelmäßig kontrolliert werden.

Tatsächlich wurde sie 1921 zur Behandlung von Epilepsiekranken eingeführt, geriet dann aber in Vergessenheit, als es die ersten Medikamente gab. Später wurde sie vor allem in der amerikanischen Mayo-Klinik praktiziert. Es ist jetzt ein Kalauer, aber ich kann Ihnen wirklich nicht sagen, ob man dort schon zum Frühstück Mayonnaise bekam …

Nachwort

Am Ende dieses Buches möchte ich die chinesische Philosophie zitieren. Konfuzius soll nämlich gesagt haben: »Jeder Mensch hat zwei Leben. Und das zweite beginnt, wenn man bemerkt, dass man nur ein Leben hat.« Wunderbar, oder? Und so wahr!

Ich hätte gern, dass meine Leser, wenn sie dieses Buch zuklappen (Sie können es ja jederzeit wieder zurate ziehen!), ebenjenes zweite Leben beginnen. Ein Leben, bei dem Sie sich bewusst sind, dass Sie einen Schatz besitzen: Ihre Gesundheit. Und ein Organ, das Ihnen hilft, sie zu nutzen: Ihr Gehirn. Denn meist denken wir ja gar nicht groß an unser Gehirn. Vermutlich weil es der einzige Teil des Körpers ist, den wir nicht spüren. Man kann Schmerzen in den Beinen haben, in den Händen, den Armen, der Leber. Rückenschmerzen, Gelenkschmerzen, Magenschmerzen und so weiter. Doch das Gehirn tut im Normalfall nicht weh. Es hat ja auch keine Schmerzsensoren. Wenn Sie tatsächlich das Gehirn eines Patienten berühren könnten, dann würde dieser nichts spüren. So ist das nun mal. Das Gehirn führt ein Eigenleben. Aber vergessen Sie nicht: Es steuert das Ihre.

Erst kürzlich, als wir eine Dokumentarsendung fürs Fernsehen drehten, habe ich mal wieder an einer Autopsie teilgenommen. Das Gehirn beeindruckt mich dabei jedes Mal zutiefst. Da sehe ich dieses Stückchen Fleisch vor mir und sage mir: Genau da spielt sich alles ab! Ich habe unmittelbar vor Augen, was das menschliche Leben so ausmacht – seine Bilder, Gerüche, Klänge, Erinnerungen, Emotionen. Ich vergleiche den menschlichen Organismus ja häufig mit einer Landkarte. Und das Gehirn ist dann die Stadt Rom, in die alle Wege des Lebens führen, die schmerzlichen wie die aufregenden. Das Gehirn ist sozusagen der Nabel unserer Welt.

Sie sind es, der darüber mitentscheidet, wie Ihr Gehirn funktioniert, und damit, wie Ihr Leben aussieht. Ihr zweites Leben! Es ist an Ihnen, die unzähligen Ratschläge zu nutzen, die Sie in diesem Buch finden. Sie können das sofort tun, ganz egal, wie alt und wie gesund Sie sind. Dazu müssen Sie nicht Ihr ganzes Leben umkrempeln, ein paar kleine Änderungen genügen. Ernähren Sie sich hirngesund. Legen Sie ein paar schlechte Gewohnheiten ab. Nehmen Sie sich die Zeit, Ihr Gedächtnis zu trainieren. So schaffen Sie kognitive Reserven, die Ihr Körper nutzen kann, wenn er es nötig hat. Das müssen Sie noch nicht mal bemerken. Je mehr Sie Ihr Gehirn verwöhnen, desto besser ist es. Denn, wie sagte doch der französische Schriftsteller Jules Renard: Ein gut gepflegtes Gehirn ermüdet nie.

Und was haben Sie davon? Ganz einfach: ein schönes Leben!

Danksagung

Mein Dank geht an: Sylvie Delassus, Capucine Ruat, Amélie Bastide, Nathalie de la Serna, Patricia Hervé, Alexandra Hollande-Romedenn, Paul-Louis Belletante und Christophe Brun. Und natürlich an mein Gehirn.

Ich danke Ihnen, dass Sie dieses Buch zu Ende gelesen haben. Passen Sie gut auf sich auf.

Michel

Quellen und weiterführende Links

1. Wissenschaftliche Aufsätze

Berns, Gregory S., Blaine, Kristina, et al.: »Short and long-term effects of a novel on connectivity in the brain«, in: *Brain Connectivity* 3 (6) vom Dezember 2013, S. 590–600

Dutton, Edward, Lynn, Richard: »A negative Flynn effect in Finland, 1997–2009«, in: *Intelligence* 41 (6) vom November 2013, S. 817–820

Dutton, Edward, Lynn, Richard: »A negative Flynn effect in France, 1999 to 2008-9«, in: *Intelligence* 51 vom August 2015, S. 67–70

Eichstädt, J.C., et al.: »Psychological language on Twitter predicts county-level heart disease mortality«, in: *Psychological Science* 26 (2) vom Februar 2015, S. 159–169

Nokia, M.S., Lensu, S., et al.: »Physical exercise increases adult hippocampal neurogenesis in male rats provided it is aerobic and sustained«, in: *The Journal of Physiology* 594 (7) vom Februar 2016, S. 1855–1873

Ramos, Marisa, Allen, Lindsay H., et al.: »Low folate status is associated with impaired cognitive function and dementia in the Sacramento area latino study on aging«, in: *American Journal of Clinical Nutrition* 82 (6) vom Dezember 2005, S. 1246–1252

Rieunier, Sophie: *L'influence de la musique d'ambiance sur le comportement des consommateurs sur le lieu de vente*, Doktorarbeit an der Universität Paris 9 unter der Leitung von Joël Brée, 2000

Steele, Christopher J., Bailey, Jennifer A., et al.: »Early musical training and white-matter plasticity in the corpus callosum: Evidence for a sensitive period«, in: *The Journal of Neuroscience* 33 (3) vom Januar 2013, S. 1282–1290

Suzuki, H., Park, S. J., Tamura, M., Ando, S.: »Effect of the long-term feeding of dietary lipids on the learning ability, fatty acid composition of brain stem phospholipids and synaptic membrane fluidity in adult mice: a comparison of sardine oil diet with palm oil diet«, in: *Mechanisms of Ageing and Development* 101, März 1998, S. 119–128

Tolmunen, T., Hintikka, J., et al.: »Dietary folate and the risk of depression in Finnish middle-aged men«, in: *Psychotherapy and Psychosomatics* 73 (6), 2004, S. 334–339

Van Dongen, E. V., Kersten, E. H., et al.: »Physical exercise performed four hours after learning improves memory retention and increases hippocampal pattern similarity during retrieval«, in: *Current Biology* 26 (13) vom Juli 2016, S. 1722–1777

2. Internetquellen und weiterführende Links

Alle abgerufen am 22.2.2018

https://www.aan.com/PressRoom/Home/PressRelease/645 (American Academy of Neurology: »Eating fish may prevent memory loss and stroke in old age«, in englischer Sprache)

www.betterise.me (in französischer Sprache)

http://www.lemonde.fr/pollution/article/2016/06/20/le-cerveau-assiege_4953797_1652666.html (dort finden Sie folgenden Artikel: »Le cerveau assiégé par les perturbateurs endocriniens« von Stéphane Foucart, 20. Juni 2016, in französischer Sprache)

http://www.medecine-des-arts.com/fr/articles/home.php (zum Beispiel über die segensreiche Wirkung der Musik, in französischer Sprache)

www.positivepsychologie.eu

www.bundesgesundheitsministerium.de (mit Daten über Krankheiten und deren mögliche Behandlung sowie versicherungsrechtliche Leistungen)

www.bmel.de (die Webseite des Ministeriums für Ernährung und Landwirtschaft mit Daten über ernährungsbedingte Störungen und Tipps für eine gesunde Ernährung)

www.parkinson-vereinigung.de (Webseite der Selbsthilfeorganisation »Deutsche Parkinson-Vereinigung« mit Hilfsangeboten für Angehörige und Betroffene)

www.deutsche-alzheimer.de (Webseite der Selbsthilfeorganisation »Deutsche Alzheimer Gesellschaft« mit Hilfsangeboten für Angehörige und Betroffene)

3. Zeitschriften

Le Figaro Santé, April/Mai/Juni 2015
Le Nouvelle Observateur, 17./23.4.2014
Le Point, 18.1.2007
Science et Vie, Dezember 2013
Sciences et Avenir, März 2015
Science et Santé, September/Oktober 2015
The Lancet Neurology, Juni 2016

4. Bücher

Ben-Shahar, Tal: *Apprendre à être heureux*, Paris 2012
Chermann, Jean-François: *K-O, le dossier qui dérange*, Paris 2010
Demeneix, Barbara: *Le Cerveau endommagé*, Paris 2016
Fontanille, Bernard, Grézaud, Marie-Laurence: *Ces aliments qui rendent heureux*, Neuilly-sur-Seine 2016
Lejealle, Catherine: *J'arrête d'être hyper-connecté*, Paris 2015
Martinez, Sébastien: *Une Mémoire infaillible*, Paris 2016
Rapp, Peter R. (Hrsg.): *Neurobiology of aging*, Amsterdam 2016
Seligman, Martin: *Der Glücksfaktor: Warum Optimisten länger leben*, Bergisch Gladbach 2005
Styron, William: *Sturz in die Nacht. Die Geschichte einer Depression*, Berlin 2010
Witherly, Steven: *Why Humans Like Junk Food*, New York 2007

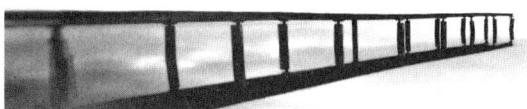
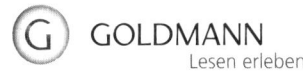